SUPERANDO ENXAQUECA

Um Guia Prático Que Vai Mudar A Sua Vida

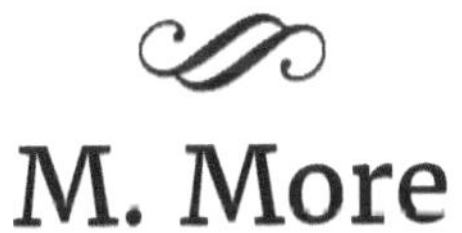

M. More

*Ao meu companheiro de vida, Vitor,
que caminhou ao meu lado por essa longa estrada!*

Aos meus maravilhosos pais, Luzia e Jeronymo (para sempre lembrado), que me incutiram o gosto pela leitura, o que descortinou um mundo de maravilhas e conhecimentos para mim!!!

Aos meus dois queridos filhos, Igor e Lukas, que durante parte de sua infância tiveram o infortúnio de ter uma mãe doente e ainda assim se tornaram esses seres lindos e abençoados!

Sumário

INTRODUÇÃO 1

DIRETRIZES..5

Pequeno guia:...7

DECIDIR..11

PERSEVERAR, NÃO IMPORTA COMO! 13

FÉ 15

USAR O QUE VOCÊ APRENDER 17

MANTRAS 21

DESMISTIFICANDO MÉDICOS E...25

PARADIGMAS SOCIAIS...25

PARE DE TOMAR TANTO REMÉDIO..27

ACONTECEU COMIGO 29

MUDAR ESTILO DE VIDA: NUTRIÇÃO..33

MUDAR ESTILO DE VIDA: EXERCÍCIO FÍSICO 49

MUDAR ESTILO DE VIDA: MENTE / ESPÍRITO...................................51

EVOLUIR 51

EM BUSCA DE SI MESMO...53

HÁBITOS 55

OS SEUS "VOCÊ" 57

APRENDA AS LEIS QUE REGEM O UNIVERSO 63

UM CAMINHO A SEGUIR..65

VIVENDO NA MATRIX 71

LINHA DE PENSAMENTO 1 75

LINHA DE PENSAMENTO 2 77

LINHA DE PENSAMENTO 3 79

TÉCNICAS E ALTERNATIVAS NATURAIS PARA SE CURAR................83

MEDITAÇÃO 85

REGRESSÃO A VIDAS PASSADAS 89

EMOTIONAL FREEDOM TECHNIQUE 93

SÍNDROME DA BOLA DE BOLICHE...95

ONDAS CEREBRAIS 97

O QUE EU FIZ NO INÍCIO!...99

Introdução

Meu objetivo ao escrever esse livro é ajudar todas as pessoas que sofrem de dor ou qualquer outra doença crônica a encontrar um caminho que os leve a saúde perfeita. A cura é possível, só é preciso tempo, perseverança e experimentação para descobrir o que funciona para o seu corpo.

Tentei ser o mais sucinta possível ao descrever os diversos caminhos que percorri até conseguir me curar de uma dor crônica que sofria há 14 anos. E eu me curei, sozinha. E se eu pude, você também pode!

Não estou escrevendo esse livro para discorrer sobre os meus anos de enxaqueca, ou bronquite, ou os vários outros problemas de saúde que tive, esse não é um livro de desabafo, é um livro de caminhos. Por isso, quero que vocês pensem o menos possível em dor/doença e se concentrem em achar a saúde perfeita de vocês, como eu fiz em minha caminhada. Mas eu quero que vocês entendam que eu posso falar sobre dor, eu passei por todos os estágios. Fiz todos os tratamentos de que ouvi falar, fui a todos os tipos de médico, várias práticas orientais, centro espírita, todos os remédios (dos estabelecidos aos experimentais), todas as dietas e, mesmo assim, a vida se fechou a minha volta e eu me tornei prisioneira da dor. Tinha dor todo dia, acordava e dormia com dor. Os remédios não funcionavam mais. No final desses 14 anos eu já não me reconhecia como pessoa. Às vezes chorava porque eu achava que eu nunca mais ia conseguir ser uma pessoa inteira novamente. E ainda tinha receio que toda aquela dor pudesse trazer alguma sequela permanente ao meu cérebro. Mas não trouxe! E foi justamente a piora da minha situação que me fez tomar a decisão de me curar, pois para baixo não dava mais para ir.

Vocês conhecem a lição do cavalo? É uma parábola oriental. Eis abaixo:

"Conta-se que um fazendeiro, que lutava com muitas dificuldades, possuía alguns cavalos para ajudar no trabalho de sua fazenda. Um dia, o capataz lhe trouxe a notícia que um de seus cavalos havia caído num velho poço abandonado.

O buraco era muito fundo e seria difícil tirar o animal de lá. O fazendeiro avaliou a situação e certificou-se de que o cavalo estava vivo. Mas pela dificuldade e o alto custo para retirá-lo do fundo do poço, decidiu que não valia a pena investir no resgate.

Chamou o capataz e ordenou que sacrificasse o animal soterrando-o ali mesmo. O capataz chamou alguns empregados e orientou-os para que jogassem terra sobre o cavalo até que o encobrissem totalmente e o poço não oferecesse mais perigo aos outros animais.

No entanto, à medida que a terra caía sobre seu dorso, o cavalo se sacudia e a derrubava no chão e ia pisando sobre ela.

Logo os homens perceberam que o animal não se deixava soterrar, mas, ao contrário, estava subindo à medida que a terra caía, até que, finalmente, conseguiu sair...".

Enfim, eu estava no fundo do poço e, de quebra, ainda tinha a impressão de que estavam tentando me soterrar para sempre, pois os últimos médicos que fui simplesmente desistiram de mim. Literalmente. Me falaram que não havia mais nada para me ajudar e que eu deveria me acostumar a viver daquele jeito. Sem brincadeira! E esse foi meu ultimato, ou eu me curava ou desistia de viver. Desenganada pelos médicos, percebi que ia ter que ser eu mesma, e foi a melhor coisa que me aconteceu em muito tempo, apesar de naquela época eu não ter percebido (claro!), naquela ocasião era o mundo me soterrando no poço. Mas, naquele instante, eu decidi que ia me curar, decidi que, não importava o que eu tivesse que fazer, eu ia me curar. E me curei! E quando você toma uma decisão é impressionante como o universo vai te encaminhando em direção ao que você quer. Um tempo depois de tomada essa decisão, diversos vídeos e livros começaram a aparecer. Tudo o que eu precisava saber para conseguir me curar simplesmente foi aparecendo. Eu fui mudando hábitos, mudando minha cabeça, controlando meus pensamentos, cultivando a certeza de que ia conseguir. E...consegui.

Tenho certeza que minha jornada servirá de exemplo e esperança para você que está lendo esse livro. Você pode curar a sua vida, é uma certeza que eu tenho, todos podemos e se você está esperando por um sinal, ESTE É O SEU SINAL. Comece agora, nesse exato momento, não deixe para depois, decida que você vai se curar, independente das dificuldades ou o quão desanimado e desesperançado você esteja ou fique. Decida agora que, apesar de qualquer contratempo, você vai perseverar, pois é a perseverança e a determinação que levam a vitória. É uma jornada árdua, mas o prêmio é inigualável. Saúde perfeita! Eu consegui! Você consegue!

Última observação: como a proposta para esse livro é que ele seja prático, irei separá-lo em pequenos blocos que podem ser lidos como você preferir.

DIRETRIZES

Eis o que você vai fazer para se curar. Você vai assinar um contrato consigo mesmo estipulando que vai seguir as diretrizes desse livro por, PELO MENOS, 30 dias. Sim, vai lá, pegue uma folha de papel e escreva "Eu, Fulano de Tal, decido que vou seguir as diretrizes desse livro, sem questionamentos, durante 30 dias e vou me curar "desse problema"". Date e assine.

Por que fazer isso? Há dois motivos principais. O primeiro deles é que eu estou te falando para fazer, eu, uma pessoa que se curou. Pense comigo... se você vem tentando até agora se curar e não conseguiu e alguém chega com uma receita de sucesso te dizendo o que fazer, qual das opções você acha com mais chance de te ajudar? Fazer o que quem já venceu o problema fez ou continuar fazendo as mesmas coisas esperando um resultado diferente? Sem comentários. Talvez esse seja o maior problema que percebi durante toda a minha vida observando o ser humano: esperar resultados diferentes fazendo sempre as mesmas escolhas. Isso nunca vai acontecer. Para algo mudar, você precisa mudar antes.

E o segundo motivo é que o subconsciente tem um jeito diferente de processar os fatos que a maioria das pessoas ainda não compreende. Ele define sua realidade através de fragmentos que ele capta do meio ambiente e cataloga de acordo com o conhecimento que ele acumulou ao longo de sua vida. Vou te dar um exemplo: Você saiu de casa hoje com o olho direito inchado porque está com alergia. Mas você se olhou no espelho antes de sair e achou que estava parecendo que levou um soco no olho. Chega ao seu escritório e enquanto senta na sua mesa, vê dois colegas seus tomando café, cochichando e rindo, olhando para você. O que seu subconsciente te fala? Eles estão rindo de você, acham que você levou um soco no olho. Você tem certeza absoluta que é isso que eles estão cochichando e se sente mal. Mais tarde você fica sabendo que seus colegas estavam te olhando e conversando porque sabiam que você ia ser promovido.

Deu para entender o que eu quis mostrar? A realidade nada mais é que o que seu subconsciente interpreta dos dados que ele capta no ambiente. E ele capta do ambiente esses dados através dos seus sentidos (visão, tato, etc), inter-relaciona com o que já existe lá dentro de você e te mostra a conclusão a que ele chegou. E como o subconsciente não distingue o que é "real" da imaginação, qualquer recurso a mais que você utilize para reafirmar o que deseja vai se somando dentro de si mesmo e fazendo com que o subconsciente construa essa realidade para você. Por isso que visualização é um recurso muito eficiente, porque como seu cérebro não faz essa distinção entre a realidade e a imaginação, ao visualizar você estará usando vários sentidos para dar forma ao que deseja, fazendo com que seu subconsciente faça um registro mais profundo do que quer. Parece meio complicado de início, mas à medida que você for lendo a respeito desse assunto, todas as peças vão se encaixando e você entenderá perfeitamente como trabalhar seu subconsciente.

Então, faça o contrato consigo mesmo, de maneira formal, escrito. Isso vai fazer com que seu subconsciente interprete a sua decisão como importante, mudando o impacto do registro disso dentro de você.

Abaixo há um pequeno guia sobre o que você tem que fazer para alcançar o que você deseja.

Pequeno guia:

1. Você vai decidir que vai se curar;

2. Você vai criar o seu mantra e repeti-lo incansavelmente;

3. Você vai ficar atento aos sinais que aparecerem à sua volta. Não existe coincidência! Vão começar a aparecer vídeos, livros, etc, que te encaminharão na direção certa.

4. Você vai parar de ouvir o que os outros falam que é possível ou não (até você mesmo, se necessário!). Vai criar seu próprio conjunto de crenças baseando-se no que você quer para si mesmo;

5. Você vai introduzir exercícios físicos na sua rotina;

6. Você vai mudar a sua alimentação. Vai introduzir alimentos do bem e ir retirando aos poucos alimentos inflamatórios como glúten e laticínios. Vai trocar açúcar e sal refinado por suas versões integrais. Vai diminuir a quantidade de doce que ingere;

7. Você vai parar de tomar analgésicos e anti-inflamatórios;

8. Você vai bloquear pensamentos sobre a sua doença crônica (ou qualquer outro problema que você tenha e queira mudar) e o quão coitado você é por tê-la;

9. Você vai trilhar a estrada do desenvolvimento pessoal lendo livros, vendo vídeos, etc.

10. Você vai introduzir alguma prática de relaxamento na sua rotina. Seja ouvir vídeos com sons binaurais e isocrônicos ou meditar;

11. Você vai se focar única e exclusivamente no que você quer - saúde perfeita (ou o que você quiser mudar/conseguir). Toda vez que seu cérebro te levar para outro enfoque você vai fazê-lo voltar para a saúde perfeita. Você controla os seus pensamentos, você controla suas emoções, você controla o seu corpo. Escreva isso em uma folha de papel e carregue com você até isso se transformar em uma crença profundamente arraigada em seu inconsciente.

12. Persevere! Sempre! Um passo de cada vez. Não pense no que ainda falta, pense só no hoje, no que você pode fazer hoje, que é o único momento que você tem total controle. Nunca desista. Persevere.

Seguindo essas diretrizes você vai conseguir alcançar tudo o que quer na vida. Eu tenho certeza! Nos próximos blocos vou esclarecer diversos pontos abordados neste pequeno guia e muito mais. Vou repetir mais uma vez: VOCÊ CONSEGUE!

BLOCO 1

"TEMPO PERDIDO NÃO SE RECUPERA.
DÊ SENTIDO À SUA VIDA AGORA!"

M. MORE

DECIDIR

A princípio parece até uma bobagem ter um tópico como esse pois, afinal, todo mundo quer se curar, mas não é assim que as coisas funcionam e eu vou te explicar o porquê.

Entre querer e decidir há uma distância imensa. Se você olhar dentro da sua mente vai achar um monte de "eu quero" e pouquíssimos "eu decido" e por quê? Porque quando você dá o comando eu decido tudo é diferente, todo o seu cérebro/mente/emoções/pensamentos se estruturam de forma diferente, agem de forma diferente. Faça um teste bobo, pare por um instante e fale consigo mesmo "eu quero perder 2 quilos esse mês", "eu gostaria tanto de perder 2 quilos..." e depois fale "eu decido perder dois quilos esse mês". Percebeu a diferença de sensações que seu cérebro te envia?

Quando você deseja mudar algo na sua vida você precisa decidir fazer isso. Uma decisão faz com que seu cérebro/mente/espírito tenha um objetivo a seguir. É como se você desse um comando "bem, eu estou aqui agora e quero chegar lá, o que devo fazer a seguir?". E a resposta vem, pode ter certeza disso.

Vou fazer uma analogia do que a decisão faz em sua vida. Sua vida é como um navio no mar à deriva, ele pode atracar em qualquer porto, mas só vai conseguir alcançar um lugar específico se tiver uma rota a seguir. A sua decisão, o que você quer, é a rota a seguir. Por isso, você precisa decidir o que quer, em todos os aspectos da sua vida, só assim você consegue alcançar seus objetivos. Você precisa saber o que quer para si mesmo em relação a todas as coisas importantes para você, como saúde, objetivo de vida, relacionamento, riqueza. Se você não sabe aonde quer chegar, a vida vai te levar a qualquer lugar, e talvez seja um lugar que você não gostaria de estar. O oceano é um lugar muito vasto para se estar à deriva.

Pare um tempo e pense nos aspectos importantes da sua vida e o que você quer para si mesmo. Escreva, visualize. Entenda que seu cérebro processa a realidade através dos seus sentidos e quanto mais sentidos você usar decidindo o seu objetivo, mais áreas do seu cérebro serão ativadas e mais registros serão feitos, fazendo com que eles se tornem cada vez mais reais para seu cérebro e consequentemente para você mesmo. O que você pensa se torna real.

Decida agora, nesse exato momento, que você vai ter a saúde perfeita, que você vai se curar. Eu tomei essa decisão há alguns anos atrás e em poucos meses minha vida mudou. Quando olho para quem eu era então e para quem eu sou hoje, parece um milagre o que alcancei, não só em relação à minha saúde, mas em todas as áreas da minha vida. Apenas decidindo e mudando as palavras dentro de mim. Focando meus pensamentos apenas no que eu queria.

Pare agora e escreva em um papel que você decide ter a saúde perfeita, um relacionamento maravilhoso, riqueza, e tudo o mais que você deseja. Mas não peça o que você acha possível... PEÇA O QUE VOCÊ REALMENTE QUER!

Perseverar, não importa como!

"Nossa maior fraqueza está em desistir. O caminho mais certo de vencer é tentar mais uma vez."
Thomas Edison

Não há muito a se falar desse tópico, apesar de sua importância. Você simplesmente precisa perseverar sempre. Não há como alcançar nada sem perseverança, sem determinação. Você precisa internalizar a "baby lesson": tenta, cai, levanta, continua, anda... Já pensou se o bebezinho que você foi tivesse desistido de tentar andar? Se ele tivesse olhado para aquelas perninhas molengas e pensado "nunca vou conseguir fazer isso?". O que o bebê fez? Ele perseverou. Lição do bebê: não importa quantas vezes eu tenha que tentar, o meu objetivo é andar!!!! Primeiro o bebê decidiu andar, depois é que vieram os meios, os músculos, etc. E é assim que você deve seguir na vida, com paciência e perseverança, tendo um objetivo a alcançar.

Todas as vezes em que você se sentir fraquejar, sente-se, inspire profundamente e tente resgatar a tenacidade infantil dentro de você. Ela está aí, em algum lugar, esperando ser alimentada. Pense em tudo que você conquistou até o dia de hoje, apesar das dificuldades e como foi fantástica a sensação de triunfo por ter conseguido... E se você está tão negativo em relação a si mesmo que não consegue pensar em nada, vá longe, pense em quando você era pequeno, pense em como foi difícil andar, falar, andar de bicicleta, vencer o medo de dormir sozinho, fazer com que aquele emaranhado de desenhinhos/letrinhas se transformassem em uma história. Não banalize as conquistas de uma criança, elas são surpreendentes e estão aí para nos encorajar a seguir em frente apesar das dificuldades.

Outras lições das crianças: "crie fronteiras, não limites", "confie em seu instinto, ele é seu melhor guia", "não deixe que o medo o impeça de tentar", "não perca tempo com caraminholas na cabeça, uma mente vazia é uma mente capaz de realizar milagres inspirados", e por aí vai.

Pense a respeito: as facilidades e as comodidades que temos na vida atual são isso, milagres inspirados. Milagre nada mais é que um fato que o conhecimento contemporâneo a ele não tem capacidade de explicar. Imagine-se voltando no tempo do seu tataravô e falando que vai ligar para ele via skype, que ele vai vê-lo se mexendo em tempo real, etc... Você acha que seu avô teria a capacidade de entender? Lógico que não, isso seria um milagre para ele. Não se limite pelo que você acha ser impossível hoje.

Faça um caderninho ou um quadro de milagres e conquistas reais e desejadas. Pendure em um lugar que você sempre possa ver ou deixe a mão para aqueles momentos em que você precisa de um ânimo extra. Não ache que conquistas são só as sociais como emprego, casa, carro... Se hoje você é um ser humano melhor que ontem, isso é conquista. Na verdade, essa é a grande conquista que você pode alcançar: ser feliz independente de qualquer coisa.

Parábola da formiga
"Outro dia, vi uma formiga que carregava uma enorme folha.
A formiga era pequena e a folha devia ter, no mínimo, dez vezes o tamanho dela.
A formiga a carregava com sacrifício.
Ora a arrastava, ora a tinha sobre a cabeça.
Quando o vento batia, a folha tombava, fazendo cair também a formiga.
Foram muitos os tropeços, mas nem por isso a formiga desanimou de sua tarefa.
Eu a observei e acompanhei, até que chegou perto de um buraco, que devia ser a porta de sua casa.
Foi quando pensei: "Até que enfim ela terminou seu empreendimento".
Ilusão minha.
Na verdade, havia apenas terminado uma etapa.
A folha era muito maior do que a boca do buraco, o que fez com que a formiga a deixasse do lado de fora para, então, entrar sozinha.
Foi aí que disse a mim mesmo: "Coitada, tanto sacrifício para nada."
Lembrei-me ainda do ditado popular: "Nadou, nadou e morreu na praia."
Mas a pequena formiga me surpreendeu.
Do buraco saíram outras formigas, que começaram a cortar a folha em pequenos pedaços.
Elas pareciam alegres na tarefa.
Em pouco tempo, a grande folha havia desaparecido, dando lugar a pequenos pedaços e eles estavam todos dentro do buraco.
Imediatamente me peguei pensando em minhas experiências.
Quantas vezes desanimei diante do tamanho das tarefas ou dificuldades?
Talvez, se a formiga tivesse olhado para o tamanho da folha, nem mesmo teria começado a carregá-la.
Invejei a persistência, a força daquela formiguinha.
Após meu encontro com aquela formiga, saí mais fortalecido em minha caminhada. Agradeci ao Senhor por ter colocado aquela formiga em meu caminho ou por me ter feito passar pelo caminho dela.
Sonhos não morrem, apenas adormecem na alma da gente."

FÉ

"A fé é dar o primeiro passo, mesmo quando você não vê o caminho inteiro"
Martin Luther King

Para mim esse é outro tópico simples, ou a gente tem fé ou desiste de viver. Eu encaro a fé da mesma forma que outros assuntos intangíveis, não discuto a respeito, é melhor para mim ter fé? Minha vida é mais feliz, mais plena? Então eu tenho fé e alimento esse sentimento dentro de mim porque eu quero ser feliz e confiante. E, além disso, não tem como vivermos nesse mundo sem fé, apesar de uns terem uma vida mais fácil que outros, todos passamos por situações que nos tiram o chão e nos dá vontade de pular do bonde da vida. O que nos segura é a fé. Mas não estou falando de religião, estou falando de FÉ. A fé, por si só, é algo muito acima e mais profundo que religião. Não importa de que forma você a cultive, fazendo parte de uma religião ou não, você deve cultivá-la da forma mais verdadeira para você. Não acho que fé seja algo fácil de explicar, e nem me proponho a isso, mas acho que todos carregamos esse sentimento, em maior ou menor grau, pois é esse sentimento que nos impele a prosseguir, a esperar que as coisas vão mudar para melhor. A fé faz com que nos sintamos confiantes de que há sentido na vida e no sofrimento. E quanto mais fé você tem, mais feliz você é e mais fácil é viver.

Vocês conhecem a parábola do agricultor que plantava milho? Ao ser questionado por um estudante a respeito do que era religião, ele respondeu:
"

– Ói, seu moço- disse o velho lavrador- para mim, religião é quinem a coieita de mio aqui na roça.

– Colheita de milho? -atônito com a comparação o estudante pediu que se explicasse.

– Pois veje só: nóis que véve aqui na roça prepara a terra, escói a semente, pranta, aduba e cuida da prantação até a hora da coieita... dispois que nóis cói o mio, nóis tem que levá ele té cidade para mó de vendê ele...para chegá lá nóis podi í por treis caminho: tem o caminho da estrada di chão, tem o caminho du açúdi du meiu du pasto e tem o caminho da estrada di asfarto... mas daí, quando nóis chega lá na cidade e vai vendê o mio prus varejista, eles num vão perguntá para nóis por que caminhu nóis veio...eles vão querer sabê é se o mio é bão."

Existem várias formas de cultivar a fé: fazendo parte de alguma forma de religião, percebendo a magnitude da perfeição do universo em que vivemos e como só pode ter sido criado por um ser/seres superior, praticar meditação, ouvir vídeos com sons binaurais e mensagens subliminares de conexão com a fonte universal de sabedoria, usar EFT (em um dos capítulos seguintes falo dessa técnica). Usei muito a EFT quando meu pai morreu. Estava num estado em que eu mal conseguia respirar de tanta dor, seguir em frente então... praticamente impossível. A única ideia que veio à minha mente na ocasião foi usar a EFT e, mesmo sem acreditar que ia funcionar neste caso, eu fiz. Usava frases para aumentar a minha fé e crença de que existe muito mais que só isso aqui, que eu ainda ia ver meu pai, que ele não tinha simplesmente desaparecido, etc. Com o passar dos dias e semanas, a dor foi aliviando, eu consegui voltar a ser funcional, acreditei que eu ia voltar a ser feliz e consegui.

Enfim, cultivar a fé é algo imprescindível para uma vida feliz e plena. Não menospreze sua importância.

USAR O QUE VOCÊ APRENDER

"Existem três classes de pessoas que são infelizes: a que não sabe e não pergunta, a que sabe e não ensina e a que ensina e não faz."
Buda

Usar o que aprender é tão óbvio que quase não pus esse item, mas ao pensar na abrangência que essa simples frase pode compreender e nas pessoas a minha volta, decidi incluí-la.

Tem muitas pessoas que leem, estudam, dialogam e até ensinam, mas quando você vai dar uma olhada mais de perto na vida dessas pessoas você percebe que elas só se limitaram a isso, nunca puseram em prática nada do que aprenderas, e se você não fizer isso, sinto muito, mas você não vai a lugar nenhum. Então... USE TUDO O QUE VOCÊ APRENDER (as coisas boas, lógico!). Só assim você vai saber o que funciona ou não para você. Como exemplo posso citar a EFT, quando comecei a usá-la me sentia uma retardada batendo nos pontos da técnica, mas mesmo assim, e até com uma certa descrença, eu não desisti. Uso essa técnica até hoje e já a ensinei para várias pessoas, parte delas usaram e parte não, mas isso não é comigo, cada pessoa tem o livre arbítrio para decidir sua própria vida. Eu faço o que acho certo para mim, e repassar o conhecimento que adquiri ao longo de uma vida atribulada é importante para mim.

Como fala a parábola *"o pastor leva a ovelha até a água, mas cabe a ela beber ou não"*.

Por isso vou repetir: tente! Sempre! A batalha pode ser grande, mas nunca, em nenhum momento da sua vida prefira a derrota prévia à dúvida da vitória. Nunca desperdice a oportunidade de conseguir o que você quer. E se para chegar lá for preciso ficar de cabeça para baixo soprando um apito e comendo melancia. Está esperando o que para começar? Tente, tente, tente, uma hora você descobre o que funciona para você.

Fique Atento

"Há uma voz que não usa palavras. Ouça."
Autor desconhecido

Quando você pede alguma coisa a Deus, à Sabedoria Divina, ao seu eu-maior, quando você decide alguma coisa, como no meu caso, eu decidi que ia me curar, todo o universo entra nessa jornada com você. O que quero dizer é que...certas situações acontecem, pessoas falam algo, você vê um vídeo, uma dica de livro, não importa, as coisas começam a aparecer para você e você precisa estar atento. Você precisa perceber e tomar uma atitude a respeito. Você conhece aquela piada do crente?

"Durante uma grande enchente que houve, um homem muito religioso não saiu de sua casa de forma alguma. Quando a água chegou a seus pés, um senhor numa canoa passou e o convidou para embarcar, e a resposta foi:

- Não, obrigado. Deus vai me salvar.

Quando a água já estava na cintura, vieram dois jovens num barco oferecendo ajuda. E a resposta foi a mesma:

- Não quero. Deus vai me salvar.

Quando a água ia chegando no pescoço, passou um helicóptero resgatando as últimas pessoas, e alguém gritou para que o homem agarrasse a corda para salvar a vida. E mais uma vez o teimoso respondeu:

- Já disse que não quero. Deus vai me salvar.

Mas a água subiu e o homem se afogou. Chegou ao céu e foi logo reclamando com Deus:

- Puxa... eu confiava no Senhor. Por que me deixou morrer?

E Deus respondeu:

- Meu filho, mandei-lhe uma canoa, um barco e um helicóptero... O que mais você queria que eu fizesse?"

A maior parte das pessoas são como esse cara da piada, cega às situações ao seu redor, por mais óbvias que sejam. Por isso decidi fazer esse tópico, porque sei como às vezes não prestamos atenção ao que ocorre a nossa volta, estamos tão absortos em nós mesmos e em nossos problemas que perdemos as oportunidades que aparecem. Uma técnica que sempre uso quando peço algo ao campo de potencialidades/Sabedoria Divina/Deus, é pedir que eu seja capaz de perceber o que eles estão me enviando, ou para que eu tenha a capacidade de entender a resposta e saber que foram eles que me enviaram. Então fica a dica:

esteja sempre atento e se você for uma pessoa obtusa demais, peça foco e a capacidade de ver.

MANTRAS

Traduzindo do sânscrito mantra significa 'instrumento de pensar' e pensando você pode mudar seu mundo, como eu mudei o meu.

Li certa vez num livro uma frase que adorei, que eu sempre soube, mas nunca havia visto em palavras: "**suas crenças mais sólidas já foram um dia pensamentos tranquilos**".

Eu sou totalmente adepta de focar em pensamentos que exprimam as mudanças que se quer alcançar. Em todos os livros é falado que você tem que mudar as suas vibrações para alcançar o que deseja, mas até mudar as vibrações existe um caminho a percorrer, o que às vezes é deixado de lado nesses livros. O por onde começar. E esse início é a palavra!

O primeiro passo para alcançar qualquer mudança é mudar as "palavras" que você diz para si mesmo. Na raiz de todos os seus problemas estão as crenças que você criou e perpetua com as frases que se diz constantemente. Você precisa prestar atenção ao que diz para si mesmo e modificar qualquer pensamento negativo recorrente. Mesmo não acreditando a princípio! Entenda: primeiro vem as palavras, depois as mudanças. Por exemplo, se você quer ser mais confiante você precisa parar de se autodepreciar e se dizer coisas como "eu me sinto extremamente confiante em todas as situações, eu conheço meus valores e me sinto maravilhosamente bem quando expresso minhas opiniões". Para ser mais corajoso e enfrentar situações que te deixam ansioso e desconfortável como uma entrevista de emprego, diga para si mesmo no caminho para a entrevista "Eu sou poderoso e comando todos as minhas emoções. Fico sempre admiradíssimo comigo mesmo como eu sempre me sinto super tranquilo e sei exatamente o que falar. Eu passo extrema confiança. As pessoas sempre percebem como sou extremamente seguro e capaz. Todo mundo me adora...". Entendeu o conceito? Você precisa se dizer como você quer se sentir. E com a constante repetição dessas novas ideias, elas vão se tornando familiares para você e serão incorporadas pelo seu subconsciente como padrão. Uma dica é sempre usar palavras hiperbólicas, exageradas, essas palavras fazem com que seu inconsciente dê um sentido maior de importância à frase. Grave:

"Você precisa aprender a se elogiar"

Nesse momento eu quero que você crie a sua frase/mantra afirmando o que você quer. Eis o mantra que criei para encontrar o caminho da minha cura: 'minha saúde é perfeita, minha cabeça está sempre boa e eu sempre me sinto extremamente bem'. Repetia constantemente esse mantra, independente se estava ou não passando mal. Cheguei a um ponto em que ele era repetido em minha cabeça até inconscientemente, meu cérebro se habituou a constante repetição e criou esse hábito para facilitar a minha vida, provavelmente o ponto em que as coisas começaram a mudar.

Hoje em dia eu consigo mudar as vibrações que sinto facilmente, mas quando eu iniciei esse caminho, eu não conseguia. Quando você está mergulhado em uma situação ruim, negativa, você dificilmente consegue mudar suas vibrações, por isso uma das ferramentas que podem te ajudar a mudá-las é criar o seu mantra e repeti-lo incansavelmente. Crie uma frase que funcione e faça sentido para você, que o seu cérebro não rejeite. O que eu quero dizer com isso é o seguinte, se falar 'eu tenho a saúde perfeita' faz seu inconsciente "se contorcer", tente dizer apenas 'saúde perfeita, saúde perfeita'. Não existe rejeição a essa frase porque você não está fazendo nenhuma afirmação pessoal, você está apenas direcionado seu cérebro em direção ao que você está buscando.

O que vai acontecer é que, com o tempo, novos pensamentos, circunstâncias, livros, vídeos, começarão a aparecer te guiando na direção do seu desejo. Quando você pensa conscientemente sobre um assunto, você o alimenta, e quanto mais você se foca nele, mais você intensifica a sua vibração. É como começar a estudar qualquer coisa, no início você não é muito bom, não entende direito, mas com o tempo, o acúmulo de informação aumenta e você se torna, se quiser, um expert. No início seu pensamento é só um ponto no mar intrincado de pensamentos que você carrega, mas focando constantemente sua atenção naquele pensamento específico, você vai formando um desenho novo. Todo desenho começa com um ponto, você já pensou nisso? E de um pequeno ponto você pode desenhar o que quiser.

No meu caso, a primeira coisa significativa que apareceu foi o vídeo "What the Bleep Do We Know!?" no youtube. Depois disso foi o livro Supercérebro, de Deepak Chopra e Rudolph Tanzi. Foi esse livro que produziu o estalo, o meu "eureka", que mudou minha vida. Esse livro me fez realmente compreender que o cérebro é um ser de hábitos. Depois disso foi só correlacionar esse fato à minha história de vida - eu ter nascido com bronquite- e "eureka", eu sempre tive uma doença porque meu cérebro nunca me conheceu saudável! Nunca, nessa vida, houve um 'eu' saudável. Então...como o meu cérebro ia produzir saúde, sem saber o que era isso? Foi difícil mudar, eu tive que treinar meu cérebro para modificar décadas de um único hábito - estar doente. Mas consegui, e as dificuldades que tive se tornaram pequenas pelo prêmio que recebi - saúde! E se eu consegui convencer meu cérebro, meu corpo, de ter saúde, eu, que nasci doente, você também consegue.

Você precisa criar o seu mantra e não desanimar, cada pessoa tem seu tempo, cada pessoa está em um estágio da vida. O meu caminho pode não ser necessariamente o seu, mas vai te dar ideias de por onde começar, o que tentar e a sabedoria divina encaminhará para você exatamente o que você precisa saber, ouvir ou ler. O mais importante de tudo é não desistir, continuar, acreditar, ter fé.

Essa técnica de criar o seu mantra pode ser usada em qualquer área da sua vida. Riqueza, sucesso, amor, paz interior, autoconfiança, não importa o que você queira mudar na sua vida, esse pode ser o seu início. Você pode começar de onde quiser. Se você não acredita nas leis universais do universo e nem que existe uma fonte de bem-estar infinita, você pode começar por aí. Que tal "Estou sempre preenchido por uma imensa confiança e uma certeza de que tudo dá certo na minha vida!", ou "Eu sou extremamente feliz e grato pela imensa fé e confiança que tenho na sabedoria divina", ou ainda "Eu sou muito feliz e sempre me sinto muito bem!". Você pode repetir palavras como mantra, não tem problema - "riqueza, sucesso e prosperidade". A escolha é sua.

Começando aumentando sua fé e confiança é um ótimo caminho, pois quanto mais você acredita, mais fácil é manipular o campo energético a sua volta e atrair as coisas que você deseja.

DESMISTIFICANDO MÉDICOS E PARADIGMAS SOCIAIS

"Jamais permita que qualquer livro ou pessoa se sobreponha ao seu discernimento. Um livro se destina a ensinar, instruir ou mesmo divertir. Um livro não é um mestre a ser seguido cegamente ou sem razão. Nenhuma pessoa dotada de inteligência deve deixar-se escravizar por um livro ou pelas palavras de outra pessoa."
Lama Mingyar Dondup

Ser médico, padre, pastor, não faz de ninguém algo além de ser apenas um ser humano, com seus defeitos, vaidades e qualidades. E para se curar, você precisa compreender isso. Medicina não é e nunca será uma ciência exata como alguns tendem a achar. Médicos tomam resoluções baseadas no que eles estudaram, no que o conselho de medicina sanciona, no que os colegas de profissão usam, no que o senso comum diz, etc. E o grande problema é que a medicina atual, em sua maioria, está baseada na doença e não na saúde.

Se um médico falou não quer dizer que seja real, é apenas real para ele, com a bagagem que ele acumulou em sua vivência. Para embasar o que quero dizer, vou contar o que aconteceu comigo... No ano em que decidi me curar, 3 médicos, de especialidades e até nacionalidades diferentes, me disseram que eu ia ter que aprender a viver com a enxaqueca, um deles ainda tentou me dar esperança falando que talvez, na menopausa, houvesse alguma melhora... Um dos neurologistas me falou que não tinha mais nada que ele pudesse fazer por mim, eu já tinha tentado todos os tratamentos disponíveis. O outro me perguntou se eu queria recomeçar os tratamentos que eu já havia feito para ver se algum agiria diferente. Acho que só não me atirei de uma ponte depois de ouvir esses prognósticos "formidáveis" porque minha vivência já havia me mostrado que a verdade de uma pessoa, independente de quem ela seja, não passa disso, a verdade DA pessoa em questão. Esses prognósticos só me fizeram perceber mais profundamente que ia ter que ser eu mesma. Eu teria que me curar. E me curei.

Este é um requisito necessário para se curar: construa uma mentalidade própria, independente dos métodos tradicionais ou do que se acredita ser verdade ou não. Tenha certeza que há sempre uma resposta e uma solução para todo e qualquer problema. A sua cura existe, você só precisa achá-la, dentro ou fora de você.

Pare de tomar tanto remédio

"Impossível é apenas uma grande palavra usada por gente fraca, que prefere viver no mundo como ele está, em vez de usar o poder que tem para mudá-lo, melhorá-lo. Impossível não é um fato. É uma opinião Impossível não é uma declaração. É um desafio. Impossível é hipotético. Impossível é temporário. O impossível não existe."
Muhammad Ali

Minha vida virou uma grande merda, com o perdão da palavra, porque o primeiro neurologista que eu fui me disse: "ao primeiro sinal de enxaqueca, tome o coquetel (analgésico, anti-inflamatório, antiemético), e se não passar em uma hora, repita". Na minha ignorância sobre o assunto, fiz exatamente o que ele mandou. E, com essa atitude, ao longo dos anos a frequência das enxaquecas aumentou, a intensidade diminuiu um pouco e depois de uns 10 anos de piora constante, as minhas dores se tornaram diárias e menos intensas. Não pense que o fato de as dores ficarem mais brandas é melhor que ter crises debilitantes esporádicas. NÃO É!!! A dor diária estraga sua vida, mina sua resistência, muda muito mais você que episódios esporádicos.

Se você ainda não chegou à essa fase, não tome remédio para dor a não ser que ela te deixe de cama ou que você vomite ao se mexer, ou seja, tome analgésico ou anti-inflamatório só em casos extremos. Se acha que eu estou sendo muito drástica, pesquise a respeito. Pesquise quais são os efeitos que o uso prolongado de analgésicos e anti-inflamatórios provoca tanto na sua doença quanto em seu corpo como um todo. Gostaria que alguém tivesse me dito isso há anos atrás, teria me evitado muito sofrimento.

Conscientize-se que você é um viciado em analgésicos, que você depende deles tanto fisicamente quanto psicologicamente. Talvez isso não esteja tão claro na sua mente, então vou te dar um exemplo sobre outra doença incurável que tive -bronquite- que mostra bem essa dependência. Sempre que viajava levava comigo o nebulizador e os remédios, caso tivesse uma crise. Certa vez estava viajando com meu namorado pelo interior do país, de férias, quando no final do dia o tempo fechou, apareceram nuvens pesadíssimas no céu e escureceu totalmente. Passamos por uma placa anunciando uma cidade. Falei para o meu namorado que deveríamos dormir nessa cidade pois ainda demoraria umas 4 horas para chegarmos ao nosso destino e com aquele tempo... Entramos no caminho e depois de um tempo chegamos à beira de um rio onde havia vários carros estacionados. Ficamos sabendo que a cidade para a qual nos dirigíamos, na verdade, era uma ilha, cujo único acesso era feito em uma espécie de canoa. Até aí tudo bem, aventura! Já estava chovendo, estávamos cansados, então decidimos ficar ali mesmo. Quando desembarcamos do outro lado do rio ficamos sabendo que não havia eletricidade na ilha, só geradores, mas que eram desligados às 22 horas. Essa informação me deixou bem nervosa pois, sem eletricidade, se eu tivesse uma crise, eu poderia morrer. Eu queria ir embora, já estava sentindo minha respiração modificar, o pulmão se comprimir, mas meu namorado me convenceu, devido ao tempo horrível, a conversar com o dono da pousada para ver se havia algo que ele pudesse fazer. O dono da pousada foi bem solidário e me sossegou falando que havia um gerador que eu poderia usar caso eu precisasse. No mesmo instante senti as substâncias calmantes liberadas pelo meu cérebro circularem pelo meu corpo, os meus pulmões começaram a descomprimir e o início de crise foi embora.

Como dá para notar, além da dependência física, eu tinha uma total dependência emocional. Eu estava muito bem até saber que não havia eletricidade, a partir do momento que o medo apareceu, um início de crise veio junto, a respiração ficou difícil. Esse caso revela dois fatos importantes, uma é que nos tornamos dependentes emocionais das substâncias que "nos curam" e o outro fato é que qualquer doença tem um fundo emocional subjacente. Pense e reflita sobre isso: "nenhuma doença está só no físico", entender isso é a chave para a sua cura. Procure ler sobre esse assunto. É um marco importante na solução de qualquer doença.

Aconteceu comigo

Agora vou contar o que aconteceu comigo quando eu decidi parar de tomar remédios. Você vai perceber por que é tão importante tomar a decisão de se curar, pois se você não estiver firme nessa decisão, os obstáculos que aparecerem podem te derrubar.

Eu tomava analgésico, anti-inflamatório e antiemético quase todo dia quando decidi parar. Eu era totalmente dependente desses medicamentos. Mas desde o momento em que descobri que tinham sido os analgésicos que me fizeram chegar àquele ponto, eu decidi não mais tomá-los. E simplesmente parei. Depois de decidir me curar, esse foi o passo mais importante que tomei.

O ensejo de tomar os remédios é imenso, e mesmo eu sabendo que eles não estavam mais fazendo minha dor passar e que, ao contrário, eles estavam fazendo a minha dor ser contínua, a dependência química e emocional é grande. Consegui passar 20 dias inteiros sem tomar um medicamento, uma vitória estupenda para mim. Isso me deu mais confiança de que eu conseguiria me curar. Para minha surpresa, e alegria, as dores diárias foram diminuindo já no primeiro mês. Depois de um tempo, a sensação que tive é que estava voltando lá no começo da enxaqueca, quando elas apareciam duas, três vezes ao mês. As crises eram horríveis, do tipo que eu não conseguia nem me movimentar, muitas náuseas e dor no corpo, no rosto, de tão intensa era a dor. Essas crises me incapacitavam de tal forma que meu marido tinha que ficar comigo em casa ou voltar do serviço. Morando na Nova Zelândia, sem parentes a quem pedir socorro, sobrava para ele. Mas entenda, aquelas crises horrorosas eram o meu subconsciente querendo que eu tomasse remédio para ele poder continuar do mesmo jeito de sempre. A famosa barreira do terror! Era o seu jeito de tentar me fazer voltar ao que era antes. E é nesse momento que você precisa de entendimento e força de vontade. Essa é a hora em que você vai dizer a seu cérebro que quem manda é você e que, a partir daquele momento, você nunca mais vai tomar remédio para dor e ele vai ter que aceitar a sua decisão e mudar. Pois quem manda é você e agora você decidiu que sua saúde é perfeita e ele vai ter que arrumar um jeito de tornar isso realidade. Compreendeu? O cérebro vai fazer de tudo para manter um hábito, seja ele bom ou ruim para você. Você precisa estar firme na sua decisão e saber que essa fase vai passar e você vai conseguir ter a saúde perfeita que busca. Você precisa se focar no resultado que busca nessa hora.

Eu encarei essas crises como sinônimos de melhora. Elas eram esporádicas, cada vez mais esporádicas. E com o tempo e minha determinação em continuar me desintoxicando, elas passaram de vez. E hoje, eu não tenho mais dessas crises, às vezes tenho dores de cabeça, mas como qualquer pessoa normal, uma dor que passa!

Outra coisa que aconteceu comigo foi que, nos primeiros 2 meses da desintoxicação, eu comecei a ter insônia. Eu acordava no meio da noite e não conseguia mais dormir. Cheguei até a ir ao médico. Ele me passou um remédio para dormir que usei umas 2 vezes só. Pensei comigo mesma "opa, acabei de me livrar de um vício, vou arrumar outro?! Decidi que aquela fase ia passar e passou. Hoje durmo muito melhor que dormi nos 14 anos que sofri de enxaqueca.

Se você passar por esse problema, há várias alternativas não envolvendo remédios que podem te ajudar. Tente alternativas naturais como magnésio (principalmente o malato), florais, melatonina, chás, meditação, sons isocrônicos e binaurais, pulseira magnética com FIR, germânio e íons, etc. Nessa fase descobri também que jogar jogos como tetris, candy crush, farm heroes, etc, provoca sono e foi o que me ajudou. Não ria! É verdade! Descobertas recentes mostraram que a mente consciente não tem a capacidade de processar duas coisas ao mesmo tempo e devido ao constante apelo visual e a necessidade de realizar pequenas tarefas nesses jogos, qualquer agitação ou problema que esteja em sua mente desaparece enquanto joga, permitindo que você relaxe. Existem estudos sobre esse assunto, vale a pena ler.

Volto a repetir: a sua cura só depende de você, qualquer que seja a sua doença ou problema, existe uma solução. Por isso: pesquise, estude, mude, relaxe, tenha fé e confiança. Você consegue!

BLOCO 2

"NÃO EXISTE CASTIGO OU RECOMPENSA, O QUE EXISTE É CONSEQUÊNCIA. O PLANTIO É LIVRE, MAS A COLHEITA É OBRIGATÓRIA"

BÍBLIA

MUDAR ESTILO DE VIDA: NUTRIÇÃO

"Que seu remédio seja seu alimento, e que seu alimento seja seu remédio"
Hipócrates

Antes de começar a escrever sobre esse tópico, quero deixar claro que apesar de acumular anos de estudo na área, não me advogo o direito de prescrever nada para ninguém, cabe a cada um pesquisar e decidir o que é melhor para si mesmo. Aprendi desde cedo a usar meu próprio discernimento para decidir o que é melhor para mim. Aprendi também que, não é porque está escrito, ou porque as pessoas falam, independente de quem seja, que faz um fato ser verdade ou não. A história está aí para provar por si mesma. A verdade de ontem não é a mesma de hoje, que não será a mesma de amanhã! Então, meu conselho, comece já a usar o seu discernimento para decidir o que é melhor para você.

Há muito para se falar no tópico nutrição, mas como o objetivo deste livro é ser conciso, eu não vou me aprofundar. Como falei anteriormente, cabe a você buscar esse aprofundamento. Lembre-se sempre que da sua saúde é você quem tem que cuidar. A informação hoje em dia é democrática, está aí para quem quer aprender, está disponível independentemente de qualquer critério social ou financeiro.

Acho também importante frisar que se você decidir tomar suplementos, há uma regra muito clara a seguir: não busque preço, busque qualidade. Sempre pesquise sobre a idoneidade da marca e leia o rótulo para ter certeza do que está comparando. Procure ler sobre a substância que decidiu tomar e qual a formulação correta para que seja bem absorvida pelo organismo. Um bom nutrólogo pode te ajudar a achar o que é certo para você.

Em relação à nutrição, Dr. Jerry Tennant, fundador do Instituto Tennant de Medicina Integrativa, diz:

"O processo de reconstrução de um você novo e saudável é baseado no fato de o corpo estar constantemente se reconstruindo. Seu corpo desenvolve novas células da retina a cada dois dias, nova pele em seis semanas, um novo fígado em oito semanas e novas células nervosas em oito meses. À medida que cada nova célula é construída, o corpo busca materiais de construção adequados para construí-las. Se o corpo não conseguir encontrar materiais bons e saudáveis, usará seja lá o que estiver disponível."

Portanto, nutrição é a chave para um corpo saudável.

Como regra geral em relação à nutrição, eu acredito que o certo é cortar produtos industrializados o máximo possível, diminuir drasticamente o consumo de açúcar e ter uma alimentação natural variada, de preferência orgânica. Além disso, você deve suplementar sua dieta com substâncias essenciais que estão faltando nos alimentos, devido a vários fatores, entre eles o empobrecimento do solo.

Quem tem uma doença crônica com certeza tem problemas nutricionais. Seja a doença que tenha causado a deficiência ou ao contrário. A pessoa doente, mais que todas as outras, precisa se conscientizar que tem que ter uma alimentação saudável, tem que tomar suplementos, tem que fazer exercícios físicos e mentais, tem que adquirir uma boa rotina de sono, tem que adotar uma postura positiva em relação à vida. Você não vai conseguir se curar enquanto não começar a trilhar esse caminho.

Diversas podem ser as causas de dor crônica: uma simples alergia alimentar, uma deficiência mineral, problemas de mandíbula, problema hormonal, alguma fratura mal curada, a lista não para. Neste capítulo irei me ater à nutrição.

Você precisa fazer experiências consigo mesmo, há certas substâncias que fazem parte da dieta diária de muitas pessoas que são altamente alergênicas, como o glúten, leite, nozes. Corte o glúten, pelo menos um mês. Nada melhorou, corte leite e derivados, ou tudo junto. Nada? Corte carne vermelha. Tentativa e erro. Você vai descobrir o que faz bem para você.

Existem vários tipos de dietas, para vários tipos de problemas. Você, que sofre de alguma doença "incurável", precisa tentar todas as alternativas até encontrar a que funciona para você. Dieta cetogênica, dieta do tipo sanguíneo, fodmap, etc.

Pode ser que seu problema não esteja no que você coma, mas no que você está deixando de ingerir. Eis algumas substâncias imprescindíveis para uma boa saúde (além de dormir bem, claro!) e que anda faltando na dieta de boa parte das pessoas:

- 	Água de boa qualidade;
- 	Sal integral - sal grosso, sal rosa, etc;
- 	Vitamina D3;
- 	Magnésio;
- 	Iodo;
- 	Ômega 3;
- 	Vitamina K2;
- 	Ferro;
- 	Vitaminas do complexo B.

Sem contar inúmeras outras substâncias que você pode estar carente.

Com o passar dos anos, a reserva ou a produção de certas substâncias pelo corpo vai diminuindo, a deterioração pelo uso se intensifica, o que pode causar diversos problemas de saúde. O "envelhecimento" (englobando aqui todo um paradigma de doenças físicas e senis), atualmente, deve ser encarado como uma consequência, não a causa das enfermidades ligadas à terceira idade. Deficiências nutricionais e um fortíssimo arquétipo "do idoso" intensifica todo um processo que poderia ser bem mais lento. Sem contar que a ciência já desbancou essa história que a pessoa mais velha perde capacidade intelectual. Só pesquisar que você vai encontrar extenso material a respeito. Ou apenas olhe para o lado, quantas pessoas de idade avançada que você conhece que tem uma capacidade mental incrível?! Uma saúde perfeita? Que tem mais energia que muito jovem? O que eu vejo acontecer são as pessoas se limitarem por esse paradigma da velhice e se deixarem "envelhecer". Se você esquece uma coisa quando tem 30, você está cansado e nem dá bola para isso. Mas se aos 70 você esquece, você, e a maior parte das pessoas a sua volta, vai achar que está ficando senil, Alzheimer, ... Não é um absurdo? Já vi isso acontecer. Essa discussão sobre envelhecimento é muito longa e está fora do foco principal deste livro. Mas uma coisa eu quero que você armazene em sua mente: envelhecer não é sinônimo de doenças e incapacidades. Envelhecer com saúde, disposição e energia é uma questão de escolha. Esse é um assunto interessantíssimo de se estudar. Leia sobre a plasticidade do cérebro, epigenética, ... O conhecimento modifica você. Te faz evoluir.

Voltando ao assunto nutrição... Há também substâncias que podem ajudar a melhorar a sua saúde e que podem ser usadas em conjunto ou separado:

- Cúrcuma;
- Óleo de coco;
- Ácido alpha lipóico;
- Coenzima Q10;
- LDN (baixa dosagem de naltrexona);
- Colágeno;
- Astaxantina;
- Berberina.

Para ter uma saúde perfeita você também deve seguir algum protocolo de eliminação de parasitas como o da Dra. Clark ou da Kroeger Herbs, há outros além desses, só pesquisar. Há vários estudos sobre esse assunto que mostram como os parasitas afetam nossa saúde e não são detectados pelos exames normais. Estudos que também falam que a maior parte das pessoas está contaminada e não sabe.

Água de boa qualidade

As pessoas andam desidratadas e nem sabem. Água é o nutriente (sim, um nutriente) mais importante para o corpo humano e, em geral, as pessoas dão bem pouca importância a ela. Se você pensar que em média 70% do seu corpo é composto por água e que ela é necessária para todas as funções celulares – seja contração muscular, divisão celular, eliminação de substâncias tóxicas, etc- não fica difícil chegar à conclusão que ela é a substância mais essencial para a nossa sobrevivência! Eis abaixo uma figura mostrando a porcentagem média de água nos diversos órgãos do seu corpo:

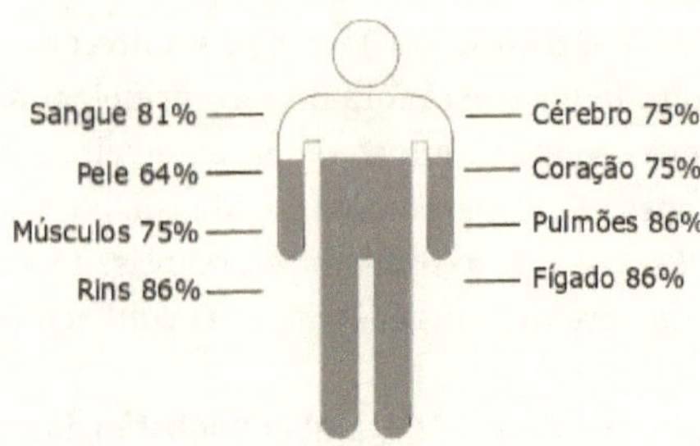

Abaixo uma outra figura mostrando como desidratamos à medida que envelhecemos.

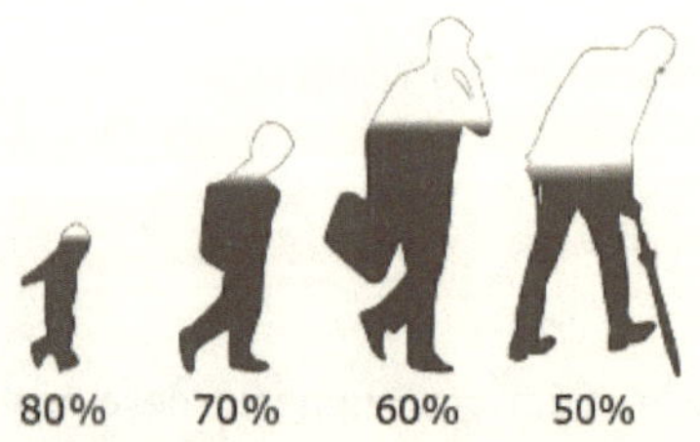

Nos fornece bastante material para pensar, não? Água x envelhecimento? Que tal ao invés de gastar horrores em produtos para rejuvenescer a pele você não investe em um filtro de qualidade e rejuvenesce o corpo inteiro?

A deficiência de água se manifesta rapidamente: uma variação de cerca de 1% no grau de hidratação já leva ao aparecimento dos sintomas de desidratação.

Um adulto precisa tomar, em média, 8 copos de água por dia. Você pode adicionar sal integral à sua água para mineralizá-la. Se você é do tipo que se esquece de tomar água, tome mais copos toda vez que for tomar, ou ande com uma garrafinha.

Fica aqui um aviso, água mineral engarrafada não necessariamente é água boa. Entra em questão aqui vários medidores como a distância da fonte ao consumidor final, o ph, o redox, etc. Invista em um bom filtro. Mas pesquise bem antes de comprar.

Se você tiver interesse em saber mais a respeito da importância da água e que tipo de água você deveria estar tomando para realmente hidratar seu corpo, leia o livro "Células, géis e os Motores da Vida"– Gerald Pollack.

Vitamina D

A vitamina D é um hormônio que é sintetizado na pele após a exposição à radiação ultravioleta B. Ela regula a expressão de centenas de genes, participando decisivamente no funcionamento de vários órgãos e sistemas do corpo. Sua carência leva a uma infinidade de problemas, desde simples distúrbios diários como fadiga e dor, até doenças mais sérias, como diabetes, doenças cardíacas e câncer. Sua deficiência está relacionada a várias patologias como asma, osteoporose, raquitismo, dermatite atópica, esclerose múltipla, doença inflamatória intestinal, artrite reumatoide e até depressão.

Como exposto anteriormente, o sol é o principal estímulo para produção da vitamina D no corpo. Mais de 80% teria que vir dessa forma. O grande problema é a heliofobia generalizada. Hoje em dia as pessoas fogem do sol como se ele fosse um vilão. E se não fosse só isso, se encharcam de protetor solar de tal forma que o sol não consegue atingir diretamente a pele. Sem sol, pouca vitamina D.

Se você pesquisar na internet vai descobrir que grande parte da população mundial é carente dessa vitamina, mesmo em países tropicais você encontra estatísticas altíssimas. A máxima de que o sol faz mal deve ter sido criada pelas indústrias que vendem protetor solar. E o pior é que você não precisa nem estudar muito para perceber a falta de embasamento com que criaram essa máxima. Não estou falando aqui que você deve passar um dia inteiro na praia sem passar protetor solar, mas que você precisa tomar sol diretamente na pele, entre 12 e 14 horas (raios UVB), por alguns minutos por dia e talvez tomar suplementos de vitamina D3. E pesquise sobre protetores solares antes de comparar, nem todos contém proteção contra raios UVA, o raio que incide o dia inteiro.

Magnésio

O Magnésio é responsável por mais de 350 reações bioquímicas no corpo humano, entre elas geração de energia, produção de proteínas, movimento muscular, regulação do sistema nervoso, e por aí vai, a lista não para. A quantidade de transtornos com relação direta e confirmada com deficiência crônica ou aguda de magnésio é longa. E, infelizmente, uma boa parte da população mundial não ingere a quantidade necessária de magnésio. Junte a isso o fato que a medicina tradicional não trabalha essa insuficiência. O magnésio não é considerado um agente terapêutico nem em hospitais nem em consultórios médicos e, além disso, não é uma substância patenteável. Por todas essas razões, a medicina convencional permanece cega para a extensão dos incríveis benefícios que a terapia com magnésio pode proporcionar.

O magnésio pode ajudar a tratar problemas cardíacos, dores crônicas, fadiga crônica, fibromialgia, enxaquecas, ansiedade, síndromes pré-menstruais, osteoporose, hipertensão, insônia, etc.

Eu tomo magnésio há um bom tempo. E, desde então, me sinto muito melhor de uma maneira geral. O principal benefício que observei foi na qualidade do meu sono. Além de promover um sono mais profundo, também diminuiu minha necessidade de urinar de madrugada. Descobri também que é excelente para dor. Você pode tomá-lo juntamente com uma cápsula de cúrcuma. Até para febre, descobri recentemente, o magnésio é eficiente. Há um mês atrás fiquei gripada, o que é uma ocorrência incomum para mim, e tive febre baixa. Como estava sentindo o corpo dolorido, resolvi tomar magnésio, além de melhorar a dor do corpo, depois de um tempo, minha febre baixou. Sem remédio!

Você encontra magnésio em várias formulações como cloreto de magnésio (péssima absorção, além de provocar diarreia em certas pessoas), magnésio dimalato (o melhor para o coração, por causa do ácido málico, o que uso), o magnésio L-treonato (o melhor para o cérebro, não me fez bem), magnésio glicínico (para os ossos), entre outros. Leia a respeito, tente e decida qual é o melhor para você.

Iodo

Iodo é um dos minerais mais importantes para o bom funcionamento do corpo. Ele é imprescindível para a produção dos hormônios da tireoide que, por sua vez, regulam o metabolismo, o crescimento e o desenvolvimento do corpo humano, entre diversas outras funções. Além disso, ele é importante também para as glândulas adrenais, ovário, próstata, mama, enfim, ele é necessário em todo nosso sistema endócrino. O iodo também é um poderoso agente desintoxicante, quelante e germicida. Ele elimina metais e substâncias químicas tóxicas, facilitando o serviço do sistema imunológico.

A maior parte da população mundial tem deficiência de iodo. De acordo com a Organização Mundial da Saúde, um terço da população sofre de algum problema relacionado à deficiência desse mineral. E isso se deve a vários fatores, entre eles, a falta de fontes de iodo na alimentação e à constante exposição aos antagonistas desse mineral: o iodo faz parte do grupo dos metais halógenos assim como o cloro, o flúor e o bromo, e eles competem entre si por absorção. Infelizmente, no mundo atual, nós estamos expostos a uma quantidade absurda de cloro, flúor e bromo, que são altamente tóxicos para o corpo humano por si só e, se não bastasse, também diminuem a absorção do pouco iodo que comemos.

Enfim, as pessoas não ingerem iodo suficiente para suprir o corpo e nem para usufruir de todos os benefícios que ele poderia trazer. A solução de lugol pode ser adquirida em qualquer farmácia de manipulação e é extremamente barata.

Ômega 3

Os ácidos graxos ômega 3 são essenciais para diversas funções corporais. Eles não são sintetizados pelo organismo e, por isso, são obtidos por meio da dieta ou suplementação. Entre os benefícios extraordinários que o ômega 3 traz estão:

- Ajuda a melhorar a dor e a rigidez das articulações;
- Ajuda a reduzir inflamação de uma maneira geral;
- Melhora a capacidade cerebral e a memória;
- Ajuda a fortalecer os sistemas imunológico e nervoso;
- Promove olhos, pele e cabelos saudáveis;
- Melhora a saúde geral e o humor;
- Ajuda a diminuir os níveis de triglicérides;
- Ajuda a reduzir a pressão arterial;
- Ajuda a prevenir doenças degenerativas do cérebro;
- Ajuda na prevenção e melhoria de doenças autoimunes;
- Melhora a qualidade do sono.

Vitamina K2

Até bem pouco tempo atrás não se conhecia a vitamina K2, era apenas vitamina K. Existe agora uma quantidade impressionante de pesquisas mostrando que a vitamina K2 desempenha um papel importantíssimo na saúde humana, garantindo que nossos ossos cresçam fortes e que nossos corações e vasos sanguíneos permaneçam saudáveis.

Uma das importantes funções da vitamina K2 é direcionar o cálcio ingerido até os ossos, evitando, assim, que o cálcio fique depositado nos lugares errados como as artérias, articulações e órgãos, o que poderia causar arteriosclerose, artrose, cálculos renais, cálculo vesicular, catarata, etc.

Entre as fontes de vitamina K2 estão fígado, língua, coração, mas de animais criados soltos e sem ração. Essa vitamina também é encontrada na gema de ovo. Outras fontes de K2 são os alimentos fermentados como o natto e o miso, comuns na dieta oriental.

Cúrcuma

Desde a primeira vez que li que a cúrcuma era considerada o anti-inflamatório natural mais potente do mundo, eu decidi que ela ia fazer parte da minha dieta. Foi um dos primeiros acréscimos na minha vida que produziu melhora na enxaqueca. Até recentemente comprava a cúrcuma natural de um mercado indiano perto da minha casa, agora estou tomando cápsulas de um fabricante que certifica 95% de curcuminóides, que é a parte da cúrcuma que a ciência comprova os resultados. Estou achando que realmente é mais potente, pois depois que comecei a tomar essa cúrcuma, nem gripada tive dor de cabeça. Recentemente meu filho começou a ter dores de cabeça porque pôs aparelho dentário. Com essa cúrcuma essa dor simplesmente desapareceu.

Enfim, vamos falar sobre esse maravilhoso tempero, não no gosto, porque decididamente eu não gosto, mas para a saúde...

A cúrcuma é, além de um poderosíssimo anti-inflamatório, um potente antioxidante. Ela também aumenta os níveis do BDNF, fator neurotrófico derivado do cérebro, que é a proteína responsável pela manutenção dos neurônios estabelecidos e que permite o crescimento e diferenciação de novos neurônios e sinapses, resumindo, ela pode ajudar a prevenir e até reverter problemas no cérebro. Além disso, a cúrcuma é excelente para o estômago. Vale incorporar à dieta.

Ácido alpha lipóico

O ácido alpha lipóico é um poderosíssimo antioxidante. É produzido em quantidades pequenas no corpo humano e, como inúmeras outras substâncias, sua concentração diminui com a idade.

Entre os inúmeros benefícios que traz, estão:

- Melhora a absorção de açúcares no sangue;
- Melhora as neuropatias relacionadas a diabetes;
- Restabelece os níveis de energia do corpo;
- Previne o envelhecimento por sua ação antioxidante;
- Ajuda na regeneração do fígado;
- Diminui a gordura do fígado;
- Ajuda a melhorar a visão e a prevenir cataratas.

O ácido alfa-lipóico tem sido chamado de Supremo Antioxidante da Natureza, ele recicla várias substâncias no corpo como a Vitamina C, Vitamina E, Coenzima Q10 e também glutationa.

Se você quiser conhecer mais a respeito do ácido alfa-lipóico há vários livros muito bons como o do Dr. Berkson, Alpha Lipoic Acid Breakthrough (sem edição em português). Dr. Berkson tem também vários vídeos falando sobre sua experiência bem sucedida no tratamento de várias formas de câncer e doenças autoimunes com baixa dose de naltrexona (LDN) e ácido alfa-lipóico.

Coenzima Q10

Coenzima Q10 é uma substância também sintetizada pelo próprio corpo humano e é vital para a produção de energia. Muitos estudos médicos demonstram benefícios da coenzima Q10 quando tomada como suplemento, a maioria dos quais resulta do seu papel vital na utilização de oxigênio e produção de energia, particularmente em células do músculo cardíaco.

A coenzima Q10 é benéfica para a saúde do coração de várias formas. Ela ajuda a manter o estado oxidativo normal do colesterol LDL, ajuda a garantir a saúde circulatória e suporta o funcionamento ideal do músculo cardíaco. Além disso, essa coenzima ajuda a reduzir e diminuir a gravidade das enxaquecas.

Para quem faz uso de estatinas é imprescindível a reposição de coenzima Q10, pois as estatinas bloqueiam a produção da coenzima Q10 que é fundamental para a saúde do coração.

LDN

Low dose naltrexone (LDN) em português significa baixa dose de naltrexona. A naltrexona inicialmente foi aprovada em altas dosagens (50-300mg) para ser usada por dependentes químicos, porque ela age neutralizando o sistema opióide, em outras palavras, ela impede que o drogado fique alto.

O uso em baixas dosagens bloqueia o sistema opióide apenas por pouco tempo, fazendo com que o corpo humano reaja fabricando várias endorfinas, que são substâncias que regulam o crescimento celular, e seus respectivos receptores, otimizando e aumentando o sistema imunológico do corpo.

O principal benefício dessa resposta do corpo ao LDN é uma diminuição dos processos inflamatórios, incremento do sistema imunológico e melhoria de dores crônicas em geral.

LDN também tem sido usada com sucesso no tratamento auxiliar de vários tipos de câncer, doenças autoimunes como doença de Crohn, síndrome da fadiga crônica, tireoidite de Hashimoto, fibromialgia, etc. Doenças degenerativas como Parkinson, Alzheimer, etc. A lista não para de crescer, pois sua aplicabilidade é imensa.

Sal integral

Transformaram o coitado do sal num vilão e o impressionante é a quantidade de pessoas que acredita nisso. É mais uma desses absurdos que a mídia e as pessoas vão propagando sem nem apurar os fatos. O sal de mesa, refinado, é fortemente processado para eliminar minerais e geralmente contém aditivos para evitar aglomerações, mas o sal marinho integral é um verdadeiro polimineral. E hoje em dia, com o empobrecimento do solo, mais do que nunca é necessário usar sal para conseguir minerais.

O sal é uma substância vital para manter o organismo hidratado. Ele ajuda a manter o nível eletrolítico necessário para o bom funcionamento de todos os órgãos fornecendo vários minerais como magnésio, cálcio, potássio e sódio.

Os eletrólitos têm muitas funções importantes - desde regular os batimentos cardíacos até permitir que os músculos se contraiam para que você possa se mover. Sal marinho pode ajudar a evitar um desequilíbrio eletrolítico, que pode causar todos os tipos de sintomas graves.

Mudar estilo de vida: Exercício físico

Aqui estão 7 entre os vários motivos para você fazer exercício regularmente:

- Libera endorfinas no corpo, fazendo você se sentir mais feliz;
- Fortalece a musculatura e consequentemente os ossos;
- Aumenta os níveis de energia do corpo;
- Reduz o risco de doenças crônicas;
- Deixa a pele mais bonita;
- Melhora a capacidade lógica;
- Melhora o sono.

São muitos os benefícios que se exercitar traz para sua vida, esses acima são apenas alguns deles.

Eu acho que as pessoas não conseguem introduzir exercício em suas rotinas diárias porque tem paradigmas demais. Aprenderam em algum momento de suas vidas que para sair da zona do sedentarismo você tem que fazer, no mínimo, 30 min de exercícios diários por pelo menos 5 dias na semana, ou 1hr, 3 vezes na semana, ou que são gordos demais, ou magro demais, ou velhos demais, e acham que é isso e pronto e acabou. Não é bem por aí. Tira tudo isso da sua cabeça. Você precisa se conscientizar que QUALQUER exercício é, e sempre será, melhor que nenhum e que, independente da sua idade ou proporção corporal, você vai se beneficiar da prática de exercícios. Além disso, o tempo, esse dito grande vilão, também pode ser seu grande aliado pois, com o tempo, fica mais fácil fazer exercícios, seu corpo se adapta à nova rotina. E, não se engane, depois que você adquirir esse hábito, o seu corpo vai querer mais.

A melhor forma de criar uma rotina diária, seja exercitar-se ou qualquer outro hábito que você queira adquirir, é criar metas que com certeza você vai cumprir. Um exemplo: você quer adquirir o hábito de praticar exercícios, mas está sempre sem tempo, passando mal, sem energia, ou qualquer outra desculpa do gênero? Você precisa, então, se comprometer a dar 5 pulos todo dia, ou dar 1 volta na sua casa, ou estacionar o carro mais distante do trabalho, ou trocar o elevador pela escada. Entendeu o conceito? Crie uma meta tão pequena que você vai cumprir independente de qualquer situação ou disposição. E ao cumprir a sua meta você estará criando em si mesmo a vibração do "eu consigo". Tudo o que você fizer além da sua meta, vai ser lucro. Quer criar o hábito de ler? Que tal uma página por dia? Com o tempo, depois que você adquire o hábito, estender suas metas fica bem mais fácil.

Para estender esse assunto "criar um hábito/mudar um hábito" que tal ler alguns livros sobre o assunto? Eu garanto para você que aprender sobre como o cérebro trabalha vai mudar a sua vida. Dos livros que li, o melhor foi o Supercérebro, Deepak Chopra e Rudolph Tanzi. Mas esse é o melhor para mim porque foi o livro que me acordou para entender o cérebro como um ser de hábitos. Mas há muitos outros que discorrem sobre o mesmo assunto como O Poder do Hábito - Charles Duhigg, Mini hábitos- Stephen Guise. Entre outros.

E se você tem preguiça de ler um livro, compre um audiobook, ouça no caminho do trabalho, da escola, cozinhando, em qualquer lugar! Não crie empecilhos para o seu crescimento, crie atalhos. Facilite sua vida.

MUDAR ESTILO DE VIDA: MENTE / ESPÍRITO

"Tudo é energia e isso é tudo que há. Sintonize a frequência que você deseja e, inevitavelmente, essa é a realidade que você terá. Não tem como ser diferente. Isso não é filosofia, é física."
Albert Einstein

EVOLUIR

Nós estamos aqui na Terra para evoluir! Esse é um axioma que você deve incorporar a sua vida, pois se você não está caminhando para frente, você está com certeza caminhando para trás porque nada está estático na vida. Essa é uma das leis universais que você deve aprender.

Para ser realmente feliz, próspero, saudável, confiante e ter paz interior, só existe um meio, estudar e caminhar em direção a um objetivo. Um barco que não tem uma direção a seguir não chega em lugar nenhum!

Você precisa estudar sobre as leis que regem o universo e, consequentemente, você mesmo. A estrada do autoconhecimento nos leva à vida que sempre desejamos. Uma vida com significado e realizações.

Pare agora, feche os olhos, respire fundo e tente ouvir o que suas emoções estão te mostrando. Um minuto, dez segundos, não importa! Pare, respire fundo e volte a atenção para dentro de si mesmo. O que viu? Vazio? Dor? Falta de propósito? Pois eu te falo, não importa onde você está agora, eu já estive em todos esses lugares, até mais de uma vez, você tem tudo que precisa em si mesmo para mudar. Para ter a saúde que deseja, a paz interior e a felicidade que almeja. Você só precisa caminhar para frente, estudar e aplicar o que estuda em sua vida.

Você pode começar com pequenos passos, não tem problema, ouça um vídeo do Bruce Lipton, Bob Proctor, Marisa Peer, ou comece a ouvir um audiobook quando for para o trabalho como "A Biologia da Crença", "O segredo", "Pense e Enriqueça", "O Poder do Subconsciente", etc. Quando você começa a dar os primeiros passos, todo o universo caminha com você, te impulsionando, e começam a aparecer vídeos, sugestões de livros, você ouve uma frase que te dá um clique, encontra alguém que te fala algo que você precisava ouvir. Você só precisa se comprometer a seguir em frente, do jeito que você consegue, exatamente onde está agora. Mas nunca pare, todo dia estude um pouco, por mínimo que seja, pois a mudança vem com a assimilação dos novos conceitos e é repetindo sempre que você consegue uma mudança real.

Em busca de si mesmo

Você sabe quem é você? Não seu nome, sua profissão. Quem é você realmente!? Se eu te perguntasse isso - "quem é você?", você saberia responder? Se não, comece por aí, olhe para si mesmo e veja quem você é. Você gosta de si mesmo? O que gostaria que fosse diferente? O que gostaria realmente de fazer da sua vida? Toda a viagem de autoconhecimento começa em nós mesmos, nos perguntando "quem eu sou?, eu sou feliz?, o que eu desejo?". Não para nos julgarmos, mas para sabermos onde estamos e para onde queremos ir. Um conhecimento essencial para ter uma vida melhor.

Há coisas que eu sei sobre você que talvez você não saiba. Você já está na estrada da evolução, esse livro está em suas mãos respondendo aos seus apelos. Não existe coincidência. O que chamamos coincidência nada mais é que a lei da atração atuando na nossa vida.

Todas essas emoções negativas que sentimos são porque nos afastamos da nossa essência verdadeira. Quando você começa a percorrer a estrada da evolução, essa conexão começa a se restabelecer e, gradativamente, a felicidade, a abundância e a paz interior começam a voltar. E olha que notícia excelente, você já está no caminho. Continue. Persevere. Você consegue. O poder de conseguir tudo o que quer está em você.

HÁBITOS

"Você se sente bem, você se sente mal e esses sentimentos estão borbulhando dentro de sua própria inconsciência, de seu próprio passado. Ninguém é responsável, exceto você. Ninguém pode te deixar com raiva, e ninguém pode te fazer feliz."
Osho

Outra coisa que você precisa aprender é que nós somos seres de hábitos. O seu cérebro foi feito para facilitar a sua vida, por isso, à medida que você repete comportamentos, pensamentos, o seu cérebro se familiariza com isso e, na próxima vez que acontecer o fato que originou o tal comportamento ou pensamento, seu cérebro responderá automaticamente, cada vez mais eficientemente. E essa regra se aplica para tudo. Vou exemplificar para ficar mais fácil. Quando você começa a dirigir, você fica tenso, seu cérebro extremamente alerta, você pensa em todas as ações que você precisa tomar, acelera, freia, olha o retrovisor, etc. E o que acontece depois? Você sai do serviço, chega em casa e mal sabe como isso aconteceu. O seu cérebro facilitou a sua vida, se HABITUOU a dirigir, da forma que você o ensinou. Isso não é fantástico? Não abre um mundo de possibilidades? Poder treinar seu cérebro para fazer o que você quiser?

Esse é um conceito extremamente importante. Pare por um momento e pense a respeito, assimile esse novo conhecimento, provavelmente esse é o conhecimento mais prático que você aprenderá para mudar a sua vida. Pense em si mesmo e em tudo que você faz durante o seu dia e perceba que todos os seus hábitos foram construídos através de um treinamento e o quão você é bom ou não em algo está diretamente relacionado ao tempo que você dedicou a ele e à qualidade dos pensamentos relacionados. Há exemplos bem simples e universais como: você anda, porque treinou até conseguir; você fala, porque treinou; você lê, porque treinou, ... Entendeu? E qualquer coisa, qualquer hábito que queira adquirir, só existe um meio - treinar/estudar! Vou reformular para você entender a importância do conceito:

"Tudo o que você quer para a sua vida está, impreterivelmente, à distância de um treinamento!"

Os seus "você"

"Nem teus piores inimigos podem fazer tanto dano quanto teus próprios pensamentos."
Buda

Nesse exato momento, eu quero que você comece a assimilar a ideia que existem três personagens principais que juntos formam o seu você (observe a figura abaixo): o seu inconsciente/subconsciente/cérebro, o seu consciente/mente/você e o seu eu-maior/anjo da guarda/maná. Esse é um novo conceito que você deve internalizar e trabalhar dentro de si.

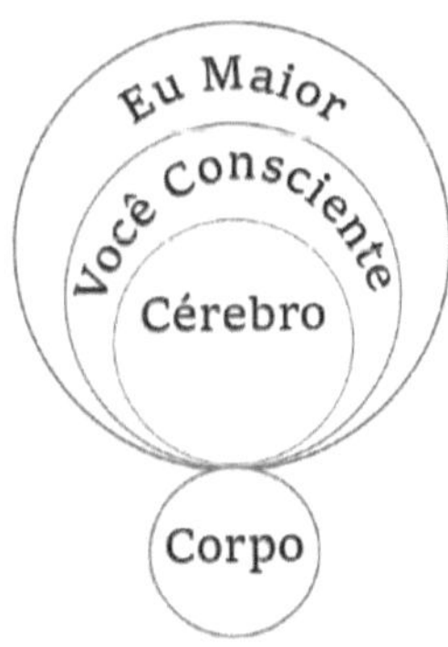

Vamos explicar por partes. Seu cérebro/inconsciente é um funcionário seu. Você pode encará-lo como o diretor geral/ CEO da sua empresa Body Corporations. Você é o dono da companhia. O VOCÊ que está lendo esse livro. Você tem um funcionário altamente capacitado que gere a sua companhia – seu corpo. Você deve dar um nome para o seu funcionário/inconsciente para que você consiga fazer uma distinção clara das partes que formam você. Agindo assim, fica mais fácil visualizar e fazer as mudanças que deseja. A título de exemplo vou chamar o inconsciente de Jack. O consciente é você mesmo, não precisa dar nome e o eu-maior/anjo da guarda/ mana (seja lá como prefere chamar essa entidade superior) vai ser Cate. Jack, você e Cate trabalham em sinergia.

Voltando à explicação... Jack é um funcionário muito qualificado, que resolve tudo, mas não tem a capacidade de enxergar o que é melhor para você. Seus atos são baseados nos hábitos que ele aprendeu ao longo da vida, são baseados no passado. **Todos os hábitos são baseados no passado!** Ele é meio cabeça-dura e para fazê-lo entender e mudar, você precisa ensiná-lo várias vezes a mesma coisa, pois ele só aprende com repetição contínua. E para mudar um hábito que não funciona mais para você, você não ataca Jack de frente, pois ele é um funcionário excelente, você constrói um novo hábito, um hábito melhor, que torna o hábito antigo desnecessário, como explica muito bem ***Buckminster Fuller***:

> *"Você não pode mudar as coisas lutando com a realidade que existe.*
> *Para mudar algo, construa um novo modelo*
> *que faça o antigo modelo se tornar obsoleto".*

Esse processo de separar as partes que formam o seu você facilita sua vida. Fica mais fácil promover as mudanças que você deseja, pois você consegue separar o que você criou e Jack/inconsciente/cérebro perpetua, por ser um funcionário de hábitos arraigados, e o que você está criando agora. Um exemplo: você mudou seus pensamentos e agora você pensa "a minha saúde é perfeita", mas continua tendo dor de cabeça, passando mal. Você pode olhar para situação e ver que aquilo que está acontecendo é Jack trabalhando do jeito que ele aprendeu, não a realidade que você está criando agora, não é você, o hoje é um reflexo dos pensamentos e crenças que você teve no passado. E quanto mais arraigada for uma crença, mais difícil é mudá-la. Mas é possível, você pode mudar qualquer coisa que queira em si. Você precisa ser persistente e seguir em frente, ter fé e confiança. Nunca desistir! Lembre-se do lema do filme "retroceder nunca, render-se jamais!". É esse tipo de escolha e firmeza que você tem que ter.

Vou explicar a mesma coisa de forma diferente porque esse conceito é tão importante que acho que vale a pena esmiuçá-lo das mais diversas formas possíveis. Entender esse conceito mudou a minha vida.

Quem conduz sua vida em todos os aspectos dela até você "acordar" (aprender o que estou te explicando) é o seu inconsciente/cérebro/Jack camarada. Ele criou um conjunto de diretrizes para a sua vida formado por tudo o que você aprendeu desde que nasceu e acredita ser verdade. Sim, acha que é verdade (ênfase para o acha), pois a verdade para você nada mais é do que aquilo que você acredita ser a verdade, é baseada em suas experiências passadas. Nada é real até que você faça ser real através do seu inconsciente.

O inconsciente/Jack processa 400 bilhões de bits de informação por segundo, mas nos tornamos conscientes apenas de 2000 desses 400.000.000.000 de bits. Pasmem! E para onde vai todo o resto? Continua por aí, sem você notar! Em termos lógicos, o que isso significa é que tem um mundo de realidades acontecendo a nossa volta que simplesmente não vemos. Não vemos porque Jack só se foca no que ele conhece... a não ser... que VOCÊ estabeleça um novo foco para ele.

Sabe como você vê algo? O seu cérebro divide o que vê em quatro componentes: cor, movimento, forma e profundidade. Cada um desses componentes é analisado individualmente e depois comparados com as memórias armazenadas. Ênfase no memórias armazenadas! Então, o cérebro combina tudo isso e te mostra o que você está vendo. Não é um fato extraordinário? E não é só na visão que isso acontece, o cérebro humano constrói toda a nossa realidade através de memórias associativas. Ele se baseia no passado para criar o seu hoje. Juntando tudo isso você percebe que a realidade que percebemos nada mais é que uma interpretação do que existe!

Outro exemplo: quando você era pequeno seus irmãos sempre implicavam com você te chamando de gordo, porque percebiam que te incomodava e você sabe bem como são os irmãos. Você cresceu e mesmo nunca tendo sido gordo, nem ao menos gordinho, você nunca está satisfeito com seu corpo, sempre acha que que precisa emagrecer, fazer dieta, etc. O que aconteceu é que você registrou isso em seu inconsciente e enquanto você não perceber que esse é o motivo de você nunca estar satisfeito com o seu peso, você sempre vai se achar acima do peso, estando ou não. Por quê??? Porque não é uma questão do que é real ou não, é simplesmente uma questão do que Jack/seu inconsciente acha que é real!

Voltando ao assunto... seu inconsciente é formado por todos os seus pensamentos a respeito de si mesmo, da vida, do que você acha que pode ou não pode fazer e etc. E como esse modo de viver é tecido? Depende da idade. Até mais ou menos os 7 anos de idade, tudo o que falarem para você como sendo verdade será assimilado como tal pelo o seu inconsciente. Na infância você ainda não criou a barreira entre o mundo e o inconsciente, o seu consciente. Então, se alguém sempre te chamar de burro, gordo, ou te falar que dinheiro é escasso ou qualquer outra coisa, isso vai se tornar verdade para você. Depois dessa idade, que varia de pessoa para pessoa, tudo que vem de fora é assimilado pelo consciente, seu filtro, onde será decidido se aquilo é importante, se é verdade, se está condizente com o que já está lá dentro, se é tão repetido que só deve ser verdade, etc. Começam as associações.

"Todo pensamento produz um registro no inconsciente. E se a repetição desse pensamento, ou de assuntos semelhantes a ele, é constante, com o tempo, esse pensamento se torna um hábito."

E é esse consciente que é o você que importa. É o você que está lendo esse livro agora e aprendendo como trabalhar sua mente. Aprendendo que independentemente do quão arraigado seja um hábito seu, ou crença, com perseverança, você consegue mudá-lo. Você acabou de aprender que você, e só você, é o senhor do seu destino. Você é a pessoa que olha para um dia de sol e pensa "que dia lindo!" e é também a mesma pessoa que olha para um dia de sol e pensa "Nossa! Deve estar um calor danado, nem vou sair." ou "vou levar um guarda-chuva, e se chover mais tarde?" ou ainda "detesto dia de sol, só serve para dar mais mosca!". Você percebe a diferença? É você, e só você, que produz seus pensamentos. E você pode escolher, independente dos sentimentos que um dia de sol desperte em você, pois você não é seus sentimentos, nem seus pensamentos. Você pode escolhê-los. O que você sente hoje é reflexo do seu passado. Você muda seus padrões de pensamentos hoje e amanhã você será diferente.

Existe também um terceiro aspecto nessa equação que é você: o você eu maior/anjo da guarda ou o nome que você preferir. Essa é a parte de si mesmo que está acima de você, que está ligado diretamente à sabedoria universal e pode te ajudar a ter a vida que você deseja mais facilmente. Como decidido anteriormente, o eu-maior do exemplo será Cate. Escolha um nome que soe bem para você, um nome que você se sinta à vontade. Enfim, voltando a Cate... Cate pode tudo, tudo o que você desejar ela pode fazer acontecer. É seu "Merlin" particular. Quando você não souber o que fazer, simplesmente fale "Cate, eu não sei o que fazer, já tentei, já me preocupei e não cheguei a lugar nenhum. Então deixo com você e a partir de agora não me preocupo mais com isso. Você sabe exatamente a melhor forma de resolver esse problema e vai resolvê-lo ou me mostrar claramente o que devo fazer". E deixe com ela, não pense nesse assunto novamente. Dê um prazo, quero uma solução para isso até sexta, em 48 horas, 24... não importa. Mas realmente não pense mais nesse problema, essa é a grande condição: confie que a solução vai aparecer. Com o tempo você vai ficando bom nisso, hoje em dia eu sou craque e sempre me maravilho como funciona. Lembrei agora de um exemplo bobo. Outro dia estava escrevendo sobre um determinado assunto e só tinha achado um exemplo para ele e queria um segundo para enfatizá-lo. Procurei e nada, já estava frustrada quando me lembrei de "Cate" e resolvi pedir ajuda. Falei que queria uma resposta em 15 minutos. Eu voltei os olhos para a página que já estava lendo e ao lado, em negrito, havia a chamada para um artigo cujo título era exatamente a pergunta que eu tinha feito a Cate. Nunca tinha sido tão literal a minha resposta. Não sei se vocês já passaram por isso mas...fiquei com aquela sensação de "felicidade plena" dentro de mim, me sentindo em total sintonia com o universo.

Essa brincadeira de nomear os "seus vocês" parece boba, mas é altamente eficaz porque um dos maiores problemas que percebo é que as pessoas têm dificuldade de enxergar que elas não são seus pensamentos ou sentimentos. Elas são a entidade que criou os pensamentos, que os introduziu dentro do cérebro. Mas não é eles, não é escrava deles, ao contrário, você pode modificá-los justamente porque foi você quem os criou. E essa separação traz poder, porque finalmente você enxerga que você pode mudar, que você é maior e mais poderoso e pode determinar o que acontece em sua mente, com estudo, prática e persistência.

Estendendo esse assunto... a seu lado há vários outros indivíduos compostos do mesmo jeito que você e com os "eu-maior" conectados ao seu. E em volta de todos esses indivíduos há outro círculo, conectando tudo e todos no universo, o que nos mostra porque somos capazes de afetar as pessoas ao nosso redor e o mundo, consequentemente. E essa é a primeira lei universal - a Lei da Unidade Divina. Tudo e todos estão conectados.

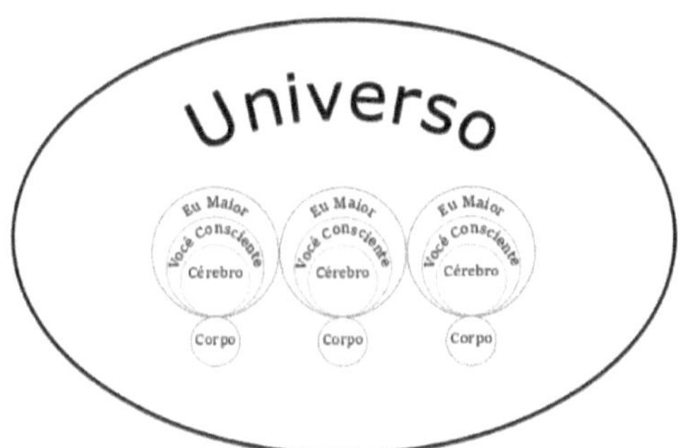

Parece um conceito meio difícil de aceitar? No começo é sempre assim. Há uma certa rejeição, pois o seu cérebro - Jack- aprendeu de forma diferente. Mas...pense por um segundo... Leia. Releia. E mesmo não aceitando ainda o conceito, faça, comece como se fosse uma brincadeira. Dê nomes aos seus eus e brinque de conversar com eles. Como eu sempre friso, às vezes você só precisa calar as dúvidas, as perguntas, e simplesmente fazer. Os resultados serão seu parâmetro.

APRENDA AS LEIS QUE REGEM O UNIVERSO

Você precisa estudar e estudar e estudar, sempre. Repetir os mesmos conceitos até assimilá-los de forma indelével. Leia livros sobre o mesmo assunto, há muito material excelente disponível. Se não quiser ler livros, ouça-os, veja vídeos. Não importa o meio, apenas busque conhecimento constantemente, e pouco é melhor que nada, sempre! Não se imponha muitas condições, apenas faça.

Existem várias leis que regem nosso universo e não pense que são leis de alguma religião ou algo do gênero, são leis como a Lei da gravidade, é só você pegar algo e soltar e você vai vê-la agindo. Não é porque não é possível ver através dos nossos olhos que algo não existe. Lembre-se que o que você vê é simplesmente resultado de cálculos associativos feitos pelo seu cérebro. Vamos lá, outros exemplos que fazem parte do nosso dia-a-dia e que não pensamos a respeito: eletricidade, internet, rádio, televisão, telefone? Nós não vemos o que faz o telefone funcionar ou como eu posso falar com alguém do outro lado do mundo em tempo real através da internet, mas nem por isso essas coisas deixam de existir, você pode utilizá-las sem acreditar e elas funcionarão, porque elas existem independentemente de você. Não é maravilhoso saber disso? Leia o próximo parágrafo tendo isso em mente.

Para mudar a sua vida, a lei universal mais importante que você tem que se familiarizar é a Lei da Atração. Essa lei pode ser explicada assim: você atrai para você, para sua vida, tudo aquilo que está vibrando de acordo com o seu padrão energético. Nossos pensamentos, sentimentos, palavras e ações produzem vibrações que, por sua vez, atraem vibrações semelhantes. Energias negativas atraem energias negativas e energias positivas atraem energias positivas.

Quanto mais você se familiarizar com esse assunto, mais fácil fica manipular conscientemente a lei da atração. Você tem dificuldade em aceitar que somos seres vibracionais? Vamos pensar um pouco em fatos já comprovados pela ciência.

Com certeza você sabe que nosso corpo é formado por átomos, certo? Mas você sabia que um adulto tem em média 7.000.000.000.000.000.000.000 (7 octilhões) de átomos? E que a maior parte desses átomos é um espaço vazio e que se você comprimir um corpo humano ele irá ocupar um espaço muito muito

63

muito pequeno? Você sabia que o núcleo em relação à parte vazia, que é cheia de energia na verdade, é comparável a uma mosca dentro de uma catedral? Você também sabia que os átomos que compõem a matéria nunca se tocam? Quanto mais próximos eles ficam, mais repulsa existe entre as cargas elétricas. Quando você se senta em uma cadeira você na verdade não está encostando nela, o seu campo energético está repelindo o campo energético da cadeira para manter a unidade energética do seu corpo. Isso não é "metafísica", isso é física, comprovada. Mas parece incrível, não é? Você é um campo elétrico, campos elétricos emitem vibrações e vibrações semelhantes não se repelem, entendeu?!

Se você procurar se informar, você vai encontrar muito material que torna mais fácil acreditar nas leis universais. Mas, não se esqueça do princípio básico de tudo, a falta de comprovação de um fato não prova que ele não existe, isso simplesmente prova que o homem, a ciência atual, ênfase nessa palavra, não tem ainda a capacidade necessária para comprová-la. A lei da gravidade sempre existiu, mas só foi formulada por volta de 1660 por Isaac Newton.

Pense a respeito da grandeza desses fatos e o quanto nós não sabemos e não vemos?

Resumindo tudo isso – Você está, tem, vive, exatamente do jeito que você projetou para o universo. E, do mesmo jeito que você construiu o seu agora, com seus pensamentos e ações do passado, você pode construir o seu futuro exatamente do jeito que você quer, pensando diferente no presente.

Um caminho a seguir

A minha primeira dica é também a última descoberta que fiz. E ela começou com as perguntas que todo mundo se faz quando decide pegar a estrada da evolução:

"– Como posso mudar a minha vida se eu não acredito que posso mudar?", "– Como posso usar a lei da atração se eu acho que é uma idiotice sem cabimento o que falam?" ou "– O que adianta eu ficar ouvindo, lendo, o que pessoas como Napoleon Hill, Earl Nightingale e Bob Proctor falam se eu acho que é tudo balela?! Muito bonito de ouvir, mas não funciona com pessoas como eu.".

Então eu vou te falar uma coisa muito importante. Preste atenção!

Não importa!! NÃO IMPORTA!!!

Você não precisa acreditar para a lei da atração funcionar. É uma lei, como a lei da gravidade. Independentemente do que você pensa ou acredita, ela vai funcionar. Siga os passos, acreditando ou não.

"Se você pensa que pode ou se você pensa que não pode,
de qualquer jeito você está certo"
Henry Ford

Vou te dar um exemplo do que eu quero dizer. Como eu disse no prefácio, me curei de uma enxaqueca/dor crônica que sofria há 14 anos. Quase completamente curada, eu ainda sofria de dores ocasionais. Nesse período eu decidi ignorar a dor. Não sofrê-la em silêncio como fiz no início do meu processo de cura, mas, simplesmente, ignorá-la. Eu falava para mim mesma, para o meu cérebro e para o meu eu-maior:

"- Essa dor não me pertence mais, pode parar de produzi-la, cérebro (usando o nome que dei para ele). Essa resposta automática que você tem quando passo por determinadas situações não existe mais. Todas as sinapses e caminhos que você criou para facilitar eu ter dor estão inutilizados, não existem mais. Agora eu te ordeno que você produza apenas saúde perfeita em mim. Todas as células do meu corpo são perfeitas e, por isso, só produzem saúde perfeita, etc."

Não que eu falasse tudo isso de uma vez só, ou toda hora. Mas toda vez que o desânimo ameaçava me agarrar, ou a dúvida de que não adiantava mais, eu nunca ia conseguir me livrar da enxaqueca, etc, vinha, eu bloqueava tudo isso e repetia, e repetia, e repetia, ... Até que um dia tudo isso se tornou realidade para mim. Se você repete constantemente uma mesma ideia, eventualmente seu cérebro vai torná-la real. A frase "minha saúde é perfeita, minha cabeça está sempre boa e eu sempre me sinto muito bem" foi meu mantra constante. Repeti tanto que, no final, sem nem eu mesma perceber, ela se repetia sozinha em minha cabeça.

De tudo isso, o que eu quero que você entenda é que, independente do que lá no fundo você acredita, não deixe isso tomar morada em sua consciência, porque não importa o que você acredita ou não, **o que está em sua consciência está sendo registrado em seu inconsciente**, que é o senhor dos hábitos e das crenças. O inconsciente (você deveria nominá-lo, como eu faço, assim seus diálogos internos ficam mais claros) registra TUDO o que está em sua consciência e, se, de uma maneira constante você alimentar um mesmo assunto, a vibração relacionada a esse assunto vai se fortalecer, cada vez que você falar, pensar nele, a vibração será mais forte, até ela se tornar parte de você. Concluindo, controle o que está em seu consciente, escolha o que você vai pensar. No início é difícil mas, com o tempo, como tudo na vida, fica mais e mais fácil. E talvez esse aprendizado seja o mais importante da sua vida porque, com ele, você controla a sua vida.

Em termos diferentes, o que quero dizer é que nós vivemos num universo de inclusão, ou seja, dizendo sim ou não a algo, do mesmo jeito você está incluindo. Para o cérebro "eu não quero nunca mais ter enxaqueca na minha vida ou eu quero ter enxaqueca" significa basicamente a mesma coisa - enxaqueca! Já "eu não quero ter nunca mais enxaqueca e eu quero que minha cabeça esteja sempre boa" são afirmações totalmente diferentes para o seu cérebro. Em uma você alimenta todos os circuitos ligados a enxaqueca, fortalecendo essa crença no seu cérebro, na outra você está criando um novo conjunto de crenças relacionadas a cabeça estar sempre boa, e quanto mais você alimenta esse pensamento, mais forte ele fica. Quando você começa dar atenção a qualquer coisa, a princípio a vibração é fraca, mas se você começar a falar ou a pensar a respeito, a vibração vai se intensificando e, com o tempo, qualquer assunto se tornará um pensamento dominante.

Vou tentar exemplificar figurativamente. Imagine que essa bola abaixo é o meu cérebro há alguns anos atrás. Como eu tinha enxaqueca há 14 anos, imagine quantas sinapses relacionadas a enxaqueca eu deveria ter? No assunto saúde do meu cérebro só devia existir uma coisa - "dor". Essa área em preto era a área tomada pela enxaqueca no meu cérebro. Como você deve ter notado, tudo na minha vida era contaminado pela enxaqueca.

Vamos continuar. Essa bola representa o meu cérebro há 3 anos atrás, que foi quando eu comecei o meu processo de cura, mudando totalmente minha vida, mas principalmente, mudando a mim mesma e a minha forma de pensar. Nada aconteceu num piscar de olhos, como você deve imaginar, foi e é um processo contínuo de desenvolvimento pessoal.

Nessa época meus pensamentos eram: "Como vou me curar da enxaqueca?", "Que inferno! Eu não mereço isso.", "porque eu tenho enxaqueca se sou tão positiva, etc?". Eu lia tudo sobre enxaqueca, experimentava tudo que eu lia que poderia ajudar e, assim, o que eu fazia? Alimentava todos as sinapses da enxaqueca, fortalecendo-as, expandindo-as.

Quando aprendi que deveria mudar o foco dos meus pensamentos - procurar saúde perfeita ao invés de curas para enxaqueca- tudo começou a mudar. Eu comecei a estudar como o cérebro funciona, o que eu deveria fazer para mudar a minha realidade e comecei a aplicar tudo isso. Minha vida começou a se transformar. Foi como se um imenso quebra-cabeça começasse finalmente a fazer sentido, como se antes disso eu estivesse tentando montar um quebra-cabeça em que eu não tinha a imagem para me guiar, o que é, basicamente, praticamente impossível.

A partir de então eu comecei a criar pensamentos de saúde. Mesmo com dor de cabeça, eu a ignorava e dizia para mim que aquela dor era reflexo do meu passado, do que eu criara para mim no passado, e que naquele dia eu tinha a saúde perfeita e por aí eu caminhava. E quanto mais eu deixava de ter pensamentos sobre enxaqueca, mais suas sinapses se enfraqueciam. Quanto mais pensamentos sobre saúde perfeita, mais sinapses apareciam e as já existentes se fortaleciam. Você precisa fazer isso : tirar o foco da doença e pô-lo na saúde perfeita. Apesar de difícil e, às vezes desanimador, o esforço vale a pena porque o prêmio é incomparável - SAÚDE PERFEITA! Abaixo algumas figuras ilustrativas do que foi acontecendo no meu cérebro.

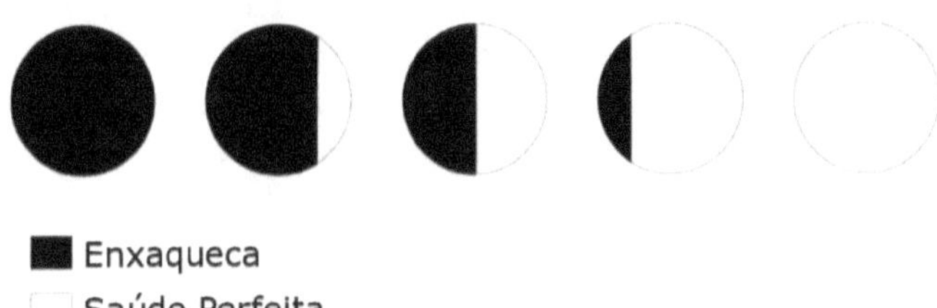

Havia dias que era uma luta constante contra o meu "status quo", o meu eu doente, mas havia dias mais fáceis e, com o tempo, os dias mais fáceis foram ficando cada vez mais abundantes. E a minha saúde melhor. E não só isso, a verdade é que essa mudança é tão profunda que afeta toda a sua vida. Você se torna senhor do seu cérebro e sua vida toda fica, a cada dia que passa, melhor, mais feliz, mais plena, porque você aprende que você não é seus pensamentos. Você não é seus sentimentos. Você os comanda, você decide o que sentir e pensar. E quanto mais você treina, mais fácil fica alcançar os resultados.

E foi assim que eu criei um novo padrão de saúde perfeita, substituindo o velho padrão de doença. E, se eu consegui, você também consegue!

Vou dar um outro exemplo em que apliquei esse método de inclusão/exclusão em minha vida, de uma forma totalmente espontânea, provavelmente inspirada.

Um dos tratamentos de enxaqueca que tentei me fez entrar em depressão, com crises de ansiedade e companhia. Na época que entrei em depressão eu ainda não tinha todo o conhecimento que tenho hoje, mas o que eu tinha foi suficiente para me curar. Depois de alguns meses de depressão eu comecei a fazer determinadas atividades independente de querer fazê-las ou não. O que eu achava que era minha responsabilidade fazer, eu fazia. Mesmo me sentindo morta por dentro e totalmente sem esperança. Comecei a fazer tudo mecanicamente e meu instinto me guiou até a cura. Eu empurrei toda aquela falta de esperança, tristeza, derrotismo, desânimo, cansaço, etc, para um lugar afastado dentro da minha mente e tranquei tudo lá. Foi como se eu tivesse feito um acordo com aquilo tudo, com Deus e o universo: "ok, você está aí, é uma merda viver, provavelmente eu já teria desistido de viver, se não tivesse um filho novinho, mas como eu tenho que continuar vivendo, você vai continuar aí, na sua, e eu vou fingir que você não existe". Feito isso, comecei a fazer as coisas mecanicamente, sem pensar naquilo tudo ali, me espreitando, ameaçando me jogar pelo ralo abaixo. Eu sentia tudo aquilo, mas não pensava naquilo. Não tinha diálogos internos a respeito da depressão, da injustiça, nem o famoso "por que eu?". Simplesmente bloqueei aquele assunto na minha vida e comecei a "viver" independentemente daquilo.

E foi assim que me curei: eu me abstive de pensar a depressão, comecei a fazer tudo mecanicamente, com muito custo e determinação, repetia incessantemente para mim mesma "eu sou muito feliz, eu sou muito feliz, eu sou muito feliz,...". Repetia dia e noite, eu não dava espaço para outros pensamentos. Extenuante? Sim, com certeza! Mas...!!! A alternativa era pior. Me sentir constantemente extenuada era até uma benção em vista disso. E vou te dizer uma coisa, eu nem percebi o processo mas, um dia, "aquilo tudo" já não estava mais lá.

Não sei exatamente quanto demorou para me curar totalmente da depressão, a melhora foi gradativa, mas aconteceu e ficou um sentimento em mim de que foi rápido, talvez porque eu nunca tenha acreditado que conseguiria ou porque eu nem sabia o que eu estava fazendo. Eu só sabia que do jeito que estava não dava para continuar.

Se você sofre de depressão, decida agora que quer ser feliz e não "eu não quero mais ter depressão". Lembre-se "NÓS VIVEMOS NUM UNIVERSO DE INCLUSÃO" e "VOCÊ NÃO É SEUS SENTIMENTOS".

A escolha é sua. Eu me curei! Sem remédios! Alimente as sinapses da alegria, amor e prazer pela vida. Viva um dia de cada vez. Não pense em ontem, nem em amanhã. Um passo de cada vez. Não pense "eu não acredito que sou muito feliz, ficar repetindo isso, não vai mudar a minha triste realidade, é uma idiotice". É aí que você se engana, todas as suas crenças foram criadas assim, com repetição. Lembre-se:

"Suas crenças mais sólidas já foram um dia pensamentos tranquilos."

Quando a descrença vier, pense consigo mesmo "é melhor a tentativa de vencer que amargar uma derrota prévia". Era o que eu fazia e faço. Sempre penso isso. É sempre melhor caminhar que ficar parado. É sempre melhor tentar!

Vivendo na Matrix

Acho que o melhor jeito de começar este tópico é citando o mito da caverna de Platão. Vocês conhecem?

"Imagine uma caverna subterrânea onde, desde a infância, geração após geração, seres humanos estão aprisionados. Suas pernas e seus pescoços estão presos de tal modo que são forçados a permanecer sempre no mesmo lugar e a olhar apenas para a frente, não podendo girar a cabeça nem para trás nem para os lados. A entrada da caverna permite que alguma luz exterior penetre, de modo que se possa, na semiescuridão, enxergar o que se passa no interior.

A luz que ali entra vem de uma imensa fogueira que se encontra fora da caverna, no alto de uma colina. Entre ela e os prisioneiros – no exterior, portanto – há um caminho ascendente ao longo do qual foi erguida uma mureta, como se fosse a parte fronteira de um palco de marionetes. Ao longo dessa mureta, homens transportam estatuetas de todo tipo, com figuras de seres humanos, animais, entre outras coisas.

Por causa da luz da fogueira e da posição ocupada por ela, os prisioneiros enxergam na parede, no fundo da caverna, as sombras das estatuetas transportadas, mas sem poderem ver as próprias estatuetas, nem os homens que as transportam.

Como jamais viram outra coisa, os prisioneiros acham que as sombras vistas são as próprias coisas. Ou seja, não podem saber que são sombras, nem podem saber que são imagens, nem que há outros seres humanos reais fora da caverna. Também não podem saber que enxergam porque há uma luz no exterior e imaginam que toda a luminosidade possível é a que reina na caverna.

Que aconteceria, indaga Platão, se alguém libertasse os prisioneiros? Que faria um prisioneiro libertado? Em primeiro lugar, olharia toda a caverna, veria os outros seres humanos, a mureta, as estatuetas e a fogueira. Embora dolorido pelos anos de imobilidade, começaria a caminhar, dirigindo-se à entrada da caverna e, se deparando com o caminho ascendente, nele adentraria.

Num primeiro momento ficaria completamente cego, pois a fogueira na verdade é a luz do sol e ele ficaria inteiramente ofuscado por ele. Depois, acostumando-se com a claridade, veria os homens que transportam as estatuetas e, prosseguindo no caminho, enxergaria as próprias coisas, descobrindo que, durante toda a sua vida, não vira senão sombra de imagens e que somente agora está contemplando a própria realidade.

Libertado e conhecedor do mundo, o prisioneiro regressaria à caverna, ficaria desnorteado pela escuridão, contaria aos outros o que viu e tentaria libertá-los. Mas será que os outros prisioneiros acreditariam? Será que zombariam? Será que teriam coragem de se soltar?..."

As perguntas geradas por essa história são muitas, mas o importante aqui é você compreender que a maior parte das pessoas vive como esses prisioneiros da história de Platão, presa ao senso comum do que é a realidade. O mundo aí fora está mostrando (na verdade está gritando!) para todos que a realidade "não é bem assim", que existe mais, muito mais do que o que compreendemos como realidade. Estamos na era do despertar. Estamos descobrindo a Matrix!

Aprenda e incorpore isso: **realidade não é algo que existe, é algo que você cria!**

> *"Nossas memórias não são como ficção. Elas são ficção."*
> **Jonah Lehrer**

Você acha que essa frase do Lehrer é bobagem? Não é. Se você pegar uma memória sua e começar a contá-la modificando-a, se contá-la muitas vezes, vai chegar a um ponto em que você não distinguirá a memória original da criada, você mesmo acreditará no que está dizendo. Conhece aquele ditado "uma mentira contada muitas vezes se transforma em verdade"?

Pense comigo: o mundo já foi plano, a Terra quadrada, o sol e as estrelas já giraram em torno da Terra. Quando os homens começaram a navegar os oceanos, eles tinham medo de despencar na linha do horizonte. E as percepções errôneas do ser-humano não param por aí, são inúmeras.

Cada um de nós experimenta o mundo de maneira única. O meu azul não é o mesmo que o seu. Nosso subconsciente dá sentido a eventos e estímulos com que nos deparamos associando-os a memórias, crenças, hábitos que criamos, e dita como nos relacionamos com nós mesmos, os outros e o mundo. E todo esse conjunto de diretrizes é formado ao longo dos anos, principalmente até os sete anos de idade, e foi moldado pela família, religião, escola, cultura, experiências passadas e presentes. E esse direcionamento que o subconsciente faz não é nem percebido pela consciência - você, pois você acredita que quem está no controle das decisões que toma em sua vida é você. Mas não é.

Uma vasta quantidade de pesquisa foi realizada ao longo dos últimos anos sobre o subconsciente. Em uma delas, descobriu-se que nosso cérebro começa a se preparar para a ação um pouco mais de um terço de segundo antes de decidirmos conscientemente agir. Em outras palavras, mesmo quando "pensamos"- somos conscientes - é nossa mente subconsciente que está realmente tomando as decisões por nós.

Estudos mostram que 95-99% de todas as nossas decisões, ações, emoções e comportamentos vem da programação existente em nossa mente inconsciente. Pensando ao inverso, isso nos deixa com apenas 1-5% de decisões conscientes durante o dia, o que somando dois mais dois nos faz perceber que nossa mente subconsciente é extremamente mais poderosa que a consciente.

Mas não se desespere, isso não te deixa com as mãos e os pés atados, a mercê desse monstro imenso e desconhecido chamado inconsciente que guia sua vida. Na verdade, a partir do momento que você toma consciência desse fato é que essa balança começa a mudar.

Lembra que em um dos capítulos acima te falei que você deveria se enxergar como três partes distintas? E que você deveria nominar essas partes e lidar com elas de forma específica a cada uma? Está percebendo o motivo? O seu inconsciente é Jack, o CEO do seu corpo e do seu comportamento. Ele gere a sua empresa porque você nunca está lá. Você deixa ele solto para fazer o que ele quer baseado no que ele conhece. Mas a partir do momento em que você começa a dar atenção a sua empresa, a aparecer todo dia e a determinar o seu destino, tudo começa a mudar pois, apesar de Jack estar muito mais por dentro de tudo o que acontece lá, tudo é seu, e, no final, é isso que importa. É você quem manda.

Jack, sua mente, o seu inconsciente, nada mais é que um super computador carregado com um banco de dados de comportamentos programados. E como qualquer computador, você pode reprogramá-lo, instalar novos softwares.

E isso faz pensar...gera uma pergunta... se o que está ali fora é única e somente uma interpretação da realidade que o meu cérebro faz, será que eu posso induzir meu cérebro a ver o que eu gostaria que existisse? Sim, pode. E usando diversas linhas de pensamento você chega a essa mesma conclusão. Vamos falar de algumas.

Linha de Pensamento 1

"Imaginação é mais importante que conhecimento. Pois o conhecimento é limitado, enquanto a imaginação abraça o mundo inteiro, estimulando o progresso, dando origem à evolução "
Albert Einstein

Para o cérebro imaginação e realidade são basicamente a mesma coisa:

Cientistas descobriram que se conectarmos o cérebro de uma pessoa a computadores e scanners e for pedido para olharem para determinados objetos, certas áreas do cérebro serão ativadas. O legal dessa pesquisa é o que veio depois... Os cientistas então pediram a essas pessoas para fecharem os olhos e imaginarem o mesmo objeto, e....pasmem!, as mesmas áreas do cérebro foram ativadas, como se estivessem vendo os objetos em si. Isso não é fantástico?! E as pesquisas não param por aí:

-Estudiosos realizaram uma experiência durante a qual era pedido que um grupo de indivíduos tocasse piano, enquanto outro grupo deveria imaginar que tocava piano. A reação do cérebro entre aqueles que apenas imaginou foi a mesma observada em quem realmente tocou o instrumento.

-Outro estudo, feito na Universidade de Ohio, mostrou que ficar quieto enquanto pensamos em exercícios, pode nos deixar mais fortes. Brian Clark e seus colegas recrutaram 29 voluntários e envolveram seus pulsos com gesso por um mês inteiro. Durante 11 minutos por dia, 5 dias por semana, metade dos voluntários sentou completamente imóvel e concentrou todo o seu esforço mental em fingir que flexionava os músculos. Quando os gessos foram removidos, os voluntários que fizeram exercícios mentais tinham músculos do pulso duas vezes mais fortes do que aqueles que não tinham feito nada.

O que isso significa em termos práticos? As mudanças e reações químicas ocorrem em seu corpo independentemente de serem baseadas no que se chama realidade ou não. Como usar esse conhecimento? Finja que tem/é tudo o que quer. Se porte, vista-se e fale como a pessoa que você gostaria de ser. Se quer se tornar mais confiante, estufe o peito, endireite a postura e caminhe como se o mundo fosse seu, a famosa atitude de super-herói! Se quiser emagrecer, ao invés de se olhar no espelho sempre e ver o que não gosta, crie seu espelho imaginário na cabeça, vendo-se como gostaria de ser. Recorte uma foto sua e

cole no corpo que você gostaria de ter e deixe-a sempre à vista. Se recrie e finja.
Vai se tornar realidade.

LINHA DE PENSAMENTO 2

"Os átomos ou partículas elementares por si só não são reais; eles formam um mundo de potencialidades e possibilidades e não de coisas e fatos".
Werner Heisenberg

Vamos pensar em termos quânticos?

A física quântica diz que à medida que você se aprofunda no funcionamento do átomo, percebe que não há nada ali - apenas ondas de energia. Diz que um átomo é na verdade um campo de força invisível, uma espécie de tornado em miniatura, que emite ondas de energia.

Essas ondas de energia podem ser medidas e seus efeitos vistos, mas eles não são uma realidade material, eles não têm substância porque são energia.

Nos idos do século passado Einstein já falava isso, com sua fórmula $E=mc^2$. Em termos práticos o que essa fórmula nos traz é que a matéria nada mais é que energia condensada e vice-versa, matéria e energia são as faces diferentes da mesma moeda. Com isso, você começa a ver que realmente você não sabe nada do mundo em que vive, que o que se chama realidade é algo muito mais complexo e efêmero do que se imagina. E também percebe o mundo de possibilidades que isso te traz.

Você já viu algum vídeo explicando sobre a experiência da dupla fenda? Você precisa ver. Esse vídeo a seguir é bem didático e fácil de compreender:

https://www.youtube.com/watch?v=btImof4nyzo.

Na versão básica desse experimento de dupla fenda, partículas únicas, como fótons, passam uma de cada vez através de uma tela contendo duas fendas. Se um dos caminhos for monitorado, um fóton aparentemente passa por uma fenda ou outra, e nenhuma interferência será vista. Por outro lado, se nenhum dos dois for monitorado, um fóton aparecerá passando pelas duas fendas simultaneamente antes de interferir consigo mesmo, agindo como uma onda.

Enfim, o que é importante para nós é a que conclusão os pesquisadores chegaram com esse experimento. Esse experimento mostrou que o que chamamos de "matéria", como elétrons, de alguma forma combina características de partículas e características de ondas. Quando a experiência acontece sem um observador/consciência, ou sem algo para medir, os elétrons se comportam como ondas e interferem um com o outro, mas quando há um observador, o comportamento dos elétrons é totalmente diferente, eles se comportam como uma bolinha de gude, produzindo uma marca na parede.

Em termos práticos a experiência de dupla fenda nos mostra que vivemos em um campo de potencialidades determinado por nós mesmos, não num mundo estático e predeterminado. As implicações dessa descoberta são incríveis e imensuráveis pois, a única conclusão possível a que os pesquisadores chegaram é que TODA a realidade é uma questão de como a percebemos e medimos, e que essa medição é o que, em última instância, compõe a realidade e não o contrário. Isso abala as fundações de uma realidade objetiva e nos coloca não como espectadores, mas como elemento fundamental da realidade.

Se tudo é energia e eu consigo através da minha atenção modificar o mundo à minha volta, o que eu posso fazer em termos práticos? Tudo! Você só precisa treinar. E com o tempo você vai ficando bom em manipular tudo à sua volta.

Linha de Pensamento 3

"Como um homem pensa, assim é."
Provérbios 23:7

Em termos religiosos?

Jesus foi um grande propagador do campo de potencialidades. Está lá na Bíblia para quem quiser ler.

"Por isso lhes digo: Peçam, e lhes será dado; busquem, e encontrarão; batam, e a porta lhes será aberta. Pois todo o que pede, receberá; o que busca, encontrará; e àquele que bate, a porta será aberta."
Lucas 11:9,10

"Tudo que pedires com fé em oração, CRENDO o recebereis"
Mateus 21:22

"Porque a fé que vocês têm é pequena. Eu asseguro que, se vocês tiverem fé do tamanho de um grão de mostarda, poderão dizer a este monte: 'Vá daqui para lá', e ele irá. Nada será impossível para vocês.
Mateus 17:20

"Pois dizia essa mulher consigo mesma: Se eu conseguir apenas tocar em suas vestes, serei curada. Jesus virou-se para a mulher e disse: Alegre-se minha filha, vá em paz, sua fé te curou. E naquele momento a mulher se curou."
Mateus 9:21-22.

"E Jesus disse-lhe: Se tu podes crer; tudo é possível ao que crê."
Mateus 9:23

"Ao que Jesus lhes disse: Tende fé em Deus; porque em verdade vos afirmo que, se alguém disser a este monte: Ergue-te e lança-te no mar, e não duvidar no seu coração, mas crer que se fará o que diz, assim será com ele. Por isso vos digo que tudo quanto em oração pedirdes, crede que recebestes, e será assim convosco."

Marcos 11:22

*"Naquele dia, ao anoitecer, disse ele aos seus discípulos: "Vamos para o outro lado".
Deixando a multidão, eles o levaram no barco, assim como estava. Outros barcos
também o acompanhavam. Levantou-se um forte vendaval, e as ondas se lançavam
sobre o barco, de forma que este foi se enchendo de água. Jesus estava na popa,
dormindo com a cabeça sobre um travesseiro. Os discípulos o acordaram e clamaram:
"Mestre, não te importas que morramos?" Ele se levantou, repreendeu o vento e disse
ao mar: "Aquiete-se! Acalme-se!" O vento se aquietou, e fez-se completa bonança.
Então perguntou aos seus discípulos: "Por que vocês estão com tanto medo? Ainda não
têm fé?"*
Marcos 4:35

Quem realmente leu a Bíblia sabe que Jesus em todos os momentos nos
ensina que vivemos em um mundo de ilusão, nos ensina que seja lá o que
quisermos, se tivermos fé, nós receberemos. Ele multiplicou comida, fez cego
voltar a ver, paralítico voltar a andar, ressuscitou pessoas, transformou água em
vinho e a única coisa que ele pediu para o homem é que tivesse fé em seus
corações.

BLOCO 3

"Conhecer os outros é sabedoria, conhecer a si mesmo é iluminação."

Lao Tzu

TÉCNICAS E ALTERNATIVAS NATURAIS PARA SE CURAR

"Se você corrigir sua mente, o resto de sua vida se encaixará"
Lao Tzu

Há várias técnicas que podem te ajudar nos momentos difíceis e outras que você deveria incorporar a sua rotina, e não use a lenga-lenga dos "sem tempo". Tempo se faz, tempo se prioriza. Não existe falta de tempo, existe a sua incapacidade de lidar com ele e isso você pode aprender, há vários livros sobre o assunto.

Eis algumas técnicas e alternativas naturais que recomendo:
- Meditar;
- EFT;
- Terapia de vidas passadas;
- Terapia da bola de boliche;
- Ouvir sons isocrônicos e binaurais;
- Usar a pulseira com terapia magnética;
- Tomar banho de sol;
- Ler;
- Ter contato com a natureza;
- Praticar exercícios;
- Reiki;
- Florais como os de Bach, Califórnia, Bush, de Minas, etc.

Todas essas técnicas e alternativas valem a tentativa na busca da saúde perfeita. Algumas vão funcionar para você e outras não. Abaixo comento sobre algumas.

MEDITAÇÃO

A primeira técnica que recomendo é meditar e essa é das que você deve incorporar a sua rotina. Vamos começar a falar sobre meditação... Antes de tudo você deve desmistificar e parar de rotulá-la. Já percebi que a maioria das pessoas tem a tendência a mistificar ou desmerecer a prática de meditação, pondo-a na zona do exotérico. Supere isso, meditar é super fácil e a ciência, através de estudos usando ressonância magnética e tomografias, já conseguiu provar os benefícios da meditação de forma que até os incrivelmente céticos não conseguem retrucar. Algumas das coisas que a ciência comprovou: a meditação provoca mudanças físicas no cérebro, ela aumenta a atividade do córtex cingulado anterior (área ligada à atenção e à concentração), do córtex pré-frontal (ligado à coordenação motora) e do hipocampo (onde a memória é armazenada). Também age na amígdala, que regula as emoções e que, quando acionada, acelera o funcionamento do hipotálamo, relacionado a sensação de relaxamento. Ou seja, a meditação mexe com todo o seu cérebro.

Vou listar alguns dos inúmeros benefícios que essa prática traz, em termos mais simples:

-Redução do stress;
-Melhoria do sistema cardiovascular;
-Melhoria na qualidade do sono;
-Melhoria de depressão e ansiedade;
-Alívio da dor e diminuição da frequência das enxaquecas;
-Reforço do sistema imunológico;
-Melhoria na concentração;
-Retarda o envelhecimento.

E, além disso tudo, meditação traz bem-estar. Quer coisa melhor que isso? Se sentir em paz, estar bem consigo mesmo, centrado? Isso é o melhor que a meditação pode trazer, em minha opinião.

Quanto a como meditar, tópico fácil, escolha o método que você preferir, pois outra coisa que a ciência comprovou é que todas as formas de meditação trazem resultados semelhantes. Antes de expor alguns métodos, quero falar algumas diretrizes simples e descomplicadas que aprendi ao longo dos meus mais de 20 anos de meditação. Você pode meditar de qualquer forma, deitado, sentado, recostado, não importa, de qualquer jeito você vai sentir os benefícios da meditação. O que importa é você aquietar a mente, diminuir o eterno burburinho que a maioria das pessoas traz dentro da cabeça "será que esqueci o fogo ligado?, será que liguei o alarme do carro?, porque meu filho me responde desse jeito?, será que essa roupa está adequada?, não consigo lembrar o nome dessa música", e por aí vai. Você consegue imaginar como deve ser exaustivo para o seu cérebro?! Ter que comandar toda a máquina corporal - inspira, expira, bate, contrai, partícula estranha entrando, aquece, arrepia - e, além disso tudo, você lá, com aquela lenga-lenga sem fim rolando na cabeça? Não é de se espantar que hoje em dia a maioria das pessoas viva estressada! Mas é possível cessar esses burburinhos - que são apenas respostas automáticas que você se habituou a ter - através da meditação.

E é justamente esse o foco da meditação, diminuir os pensamentos que te impedem de viver a vida plenamente. Na maior parte do tempo esses pensamentos são inúteis e repetitivos, reafirmando nossas crenças e paradigmas, trazendo sentimentos subjacentes que nos deixam ansiosos, frustrados e com medo. E esse amontoado de pensamentos nos faz perder o foco do momento presente. E é por isso que, muitas vezes, comemos sem sentir o sabor do alimento, olhamos uma pessoa sem vê-la de fato.

Resumindo, meditar nada mais é que se distanciar dessa cacofonia mental, dando espaço para a sua mente superior respirar. Observar o murmurinho, mas não participar dele, e a medida que você faz isso ele vai diminuindo, diminuindo, você começa a ver as coisas com mais clareza, ter sua atenção mais focada no que está fazendo ao invés de dividida entre o que você faz e a falação sem cessar em sua mente.

> *"Minha meditação é simples. Não requer nenhuma prática complexa.*
> *É simples. Cantar.. Dançar. Estar sentado em silêncio."*
> **Osho**

Outra coisa... não se deixe enganar pela floreação que algumas pessoas tendem a fazer quando o assunto é meditação, meditar é simples e fácil, e qualquer tempo é melhor que nenhum, como eu sempre friso. Comece com 5 minutos por dia, não se comprometa com muito, se comprometa a fazer 5 minutos todo dia e se acontecer de você conseguir fazer mais, ótimo, melhor ainda. Quando você quer adquirir um novo hábito, a melhor forma é com metas que você tem certeza que vai conseguir cumprir, isso evita a frustração e aquela sensação de fracasso, de que não adianta, eu não consigo. Um hábito se forma com a constância e a repetição. E também não existe "meditação não é para mim, eu não consigo parar de pensar", no início ninguém consegue mesmo, é justamente o treino que te dá a capacidade de silenciar a mente e, para ficar bom em qualquer coisa, só há um jeito, treinando.

Então escolha o método que te deixa mais confortável e medite. Eis alguns:

- **Mindfulness** (consciência plena): esse método é o mais falado no momento. Nada mais é que simplesmente se concentrar no momento presente, estar focado no que está acontecendo a você, a sua volta, ver seus pensamentos, emoções, mas sem julgá-los, sem fazer avaliações emocionais ou reagir de maneira automática.

Ponha-se em uma posição confortável e comece prestando atenção a sua respiração, sentindo o ar entrando, expandindo seu abdômen, depois saindo. Deixe sua mente ir se distanciando do mundo exterior, deixando de ouvir ruídos externos. Sinta a paz invadindo seu corpo, sua mente. Se seus pensamentos teimarem em aparecer, não lute contra, não foque neles, distancie-se.

- **Visualização**: Na visualização o intuito é usar só um sentido, a visão, que geralmente é o sentido mais forte da maioria das pessoas, fazendo com que tudo o mais se dissipe e desfoque. Escolha uma imagem que lhe traga bem-estar, uma criança correndo numa grama verdinha, o mar, um campo de flores, não importa, contanto que te inspire bons sentimentos. Foque seu olhar nesta imagem enquanto inspira e expira profundamente. Você também pode se imaginar sentado no fundo de uma piscina, prestando atenção nas bolinhas de ar que saem do seu nariz em direção a superfície. Você pode focar em qualquer coisa, até em um buraco na parede, o objetivo é diminuir a sua atividade consciente. Se sua visão desfocar, não tem problema, volte novamente a focá-la no que você escolheu como objeto da sua visualização.

- **Meditação temática**: Concentre-se em um sentimento elevado como amor, paz, fé, compaixão, felicidade, há muitos a escolher. Escolha o que te inspire mais e pense nele. Repita para si mesmo a palavra e deixe que as imagens relacionadas ao tema que você escolheu irem surgindo em sua mente. Não é nada como pensar em amor e você se lembrar da pessoa que te traiu, que não dá para confiar em ninguém, etc. Você vai pensar em amor de uma forma elevada, acima da mesquinharia humana.

Às vezes, quando o tempo é curto, ou simplesmente porque quero resgatar essa sensação de bem-estar que a meditação traz, eu sento ou deito, dependendo do lugar em que eu esteja, e fico observando o céu, as nuvens passarem, esqueço do resto todo e deixo todo aquele azul entrar em mim. O azul do céu sempre traz uma sensação de paz, pelo menos para mim. Ou fico contemplando uma árvore grande, um gramado bonito. Isso é meditar também!

Você também pode fazer uma meditação guiada, se preferir. Existem inúmeras excelentes, com diversos enfoques diferentes. Ache o que funciona para você e, como eu falei inúmeras vezes, não se cobre demais, só persista.

REGRESSÃO A VIDAS PASSADAS

"Existem coisas conhecidas e coisas desconhecidas, e entre elas estão as portas da percepção."
Aldous Huxley

Regressão a vidas passadas é ainda um assunto bem controverso, e eu não vou entrar nessa discussão, não vale a pena. Desde muito jovem eu aprendi a parar de me perguntar "isso é real ou não?", minha filosofia sempre foi: funciona? Se sim, o resto é só papo. Não me interessa o que as diversas religiões falam, o que os médicos falam e nem o que os charlatões falam. Não me interessa se é coisa da minha cabeça ou se é uma recordação de verdade, a única coisa que importa para mim é se funciona, se traz resultados. E aconselho a todas as pessoas a terem essa mesma política em relação a vários assuntos relacionados a mente humana. Como dizia Shakespeare "Há mais mistérios entre o céu e a terra do que julga a nossa vã filosofia". Então, nunca limite a sua realidade pelas fronteiras do conhecimento humano contemporâneo a sua existência.

Regressão a vidas passadas não me ajudou na cura da dor crônica, mas achei válido expor essa técnica porque ela me ajudou em inúmeros outros problemas, entre eles, na cura da bronquite, outra doença crônica. Eu nasci com bronquite, e quando lembro disso sempre penso: "coitados dos meus pais", ter um filho com uma doença crônica que não tem cura (leia-se, não tem cura tradicional) deve ter sido algo emocionalmente terrível de se viver. Mas, voltando ao assunto, me curar da bronquite foi quase um acidente. Mas vou contar do início, quando conheci a terapia de vidas passadas.

Sempre fui uma leitora voraz, do tipo que lê praticamente de tudo. Até mesmo minha história de vida contribuiu para esse hábito, criança doente, vira e mexe na cama, com pais leitores?! Não deu outra. Apesar de muitas vezes meu corpo estar preso, minha mente podia viajar para onde o livro me levasse.

Meu primeiro contato com o assunto "regressão" foi através dos livros do Lobsang Rampa, que não incentivava nem um pouco a prática, mas me deu o conhecimento necessário para tirá-la da zona do ocultismo. Foi só mais tarde, quando caiu em minhas mãos o livro do **Brian Weiss "Muitas vidas, muitos mestres"**, que comecei a praticá-la. Esse livro me marcou profundamente, abriu um leque enorme de possibilidades para mim e, além disso, adorei o enfoque nada religioso sobre o assunto. Depois desse, emendei 2 outros do mesmo autor, **Só o amor é real** e **Cura pela terapia de vidas passadas**, que me ensinou como regredir. Eu achava na época que podia resolver qualquer problema da minha vida regredindo. Não é bem por aí, há problemas que simplesmente não tem origem em uma vida passada, então, lógico, não dá para resolver por aí.

Durante um bom tempo estava sempre fazendo regressão e tive duas regressões que a meu ver foram o motivo de eu ter me curado da bronquite. Em uma delas eu era um menino que foi pego roubando no mercado de Alexandria e foi preso numa cela abaixo do nível do solo. Nessa cela só havia uma greta no alto para entrar ar. A lembrança foi bem ruim! Acho que, como eu era muito jovem, devia ter uns 9 anos de idade, ter sido preso naquele lugar que parecia um buraco na terra foi muito traumatizante. Eu me sentia morrendo sufocado lá dentro. E na outra recordação eu morri afogada no mar. Depois dessas duas regressões eu nunca mais tive nenhuma crise de bronquite. Nenhuma! Muito tempo depois, quando eu analisei o assunto foi que eu percebi a correlação entre os sintomas da bronquite e o que vivi nessas vidas passadas. Nessas duas vidas eu morri por não conseguir ter oxigênio suficiente para viver e bronquite simplesmente é isso, não conseguir respirar o suficiente para viver. Impressionante, não é? Parece milagre? Sim, parece, mas aconteceu comigo. E, como falei acima, não me importei se foi uma recordação de vidas passadas ou algo da minha mente, eu me curei de uma doença que sofria há mais de 20 anos! É isso que importa e sempre importará - resultados.

Pode ser que sua cura esteja também nessa prática ou pode ser que não, o que importa é que, se há uma chance de cura, vale a pena tentar.

Tem um fato muito curioso que aconteceu comigo relacionado a vidas passadas que, apesar de fugir do assunto desse livro, acho interessante contar. Ocorreu na primeira vez que fui a Paris. Desde a primeira noite que dormi lá, eu comecei a ter um sonho tão vívido e tão intenso que eu me levantava da cama desesperada, a maior parte das vezes gritando, tentando sair do lugar onde eu estava, como se ainda estivesse acontecendo, totalmente fora de mim. E até meu marido conseguir me fazer voltar a realidade demorava um tempo. E era sempre o mesmo pesadelo, eu estava no subsolo de uma estação de metrô e as paredes caindo por cima de mim e eu desesperada porque ninguém sabia que eu estava lá. Eu sabia, no sonho, que a segunda grande guerra estava acontecendo. E o estranho de tudo é que, além de eu nunca ter tido esse tipo de pesadelo, assim que cheguei a Inglaterra o pesadelo parou e, quando voltei a Paris para ir embora para o Brasil, eles retornaram. Numa outra ocasião que fui a Europa, viajei da Itália para a suíça através dos Alpes, passando pela França e entrando na Suíça por Genebra, nas noites que passei em território francês eu voltei a ter os mesmos pesadelos que tive na primeira vez que fui a França. Impressionante, não é? E totalmente sem explicação. Mas não dá para dizer que é coincidência, certo? Acho que essa experiência porque passei é mais uma daquelas coisas que nos provam que há muito mais do que podemos compreender.

Para ajudar a iniciar a prática, recomendo os livros do Brian Weiss. Ele tem um livro com um áudio de regressão guiada chamado Espelhos do tempo. Tem também uma meditação guiada muito boa. Acho que é um bom começo e, depois que se domina a técnica, não são mais necessários. Mas a internet é um campo muito grande de recursos, cabe a cada um buscar a forma mais apropriada para si mesmo.

EMOTIONAL FREEDOM TECHNIQUE

"Se você quer encontrar os segredos do universo, pense em termos de energia,
frequência e vibração"
Nikola Tesla

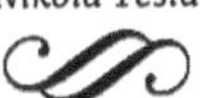

Emotional Freedom Techniques, EFT, traduzindo para o português significa Técnica de Libertação Emocional. No curto período de tempo desde a sua criação, nos anos 90, a EFT proporcionou a milhares de pessoas alívio para os mais variados problemas e condições, muitas vezes num tempo surpreendentemente rápido e após longos e dolorosos períodos de busca por uma cura, como no meu caso. A diversidade de tratamentos bem-sucedidos são muitos, desde traumas e fobias, até padrões de comportamento de auto sabotagem, ansiedade, depressão, vícios, doenças físicas, dores crônicas, para citar apenas algumas. Vale tentar, eu recomendo.

Ela utiliza os mesmos princípios da acupuntura para romper bloqueios energéticos no corpo, considerados a origem dos mais diversos problemas, tanto físicos quanto emocionais. Essa é uma descrição bem simplista, mas não é meu intuito nesse livro tornar ninguém um expert em EFT, mas sim apresentar as ferramentas que usei em meu processo de cura e de desenvolvimento pessoal. Milhares de pesquisas foram feitas e outras estão em andamento a respeito da eficácia dessa técnica e há muito material disponível na internet para quem desejar se aprofundar no assunto.

A figura abaixo mostra os pontos de EFT.

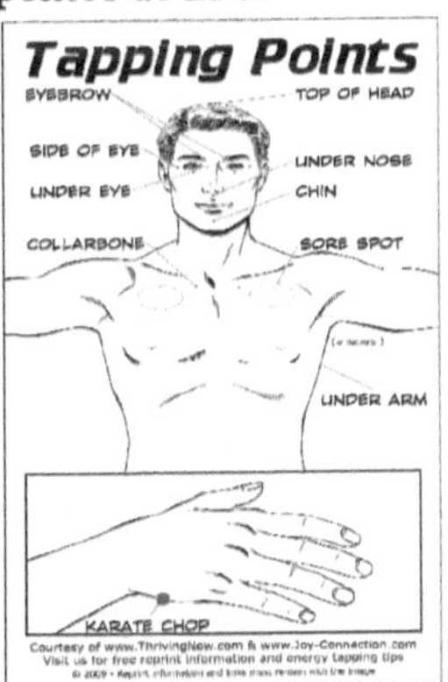

Como EFT funciona? Há uma sequência de pontos no corpo, meridianos de energia, nos quais você deve dar leves batidinhas enquanto fala do problema que você quer resolver.

Você começará com o ponto do Karatê e a sequência mais comum depois é sobrancelha, lado do olho, abaixo do olho, abaixo do nariz, abaixo da boca, clavícula, abaixo da axila, topo da cabeça e segue repetindo a sequência.

Vou tentar descrever como se faz, mas é muito mais fácil ver um vídeo.

Você identifica o problema que quer resolver. Pode ser ansiedade, dor, uma culpa que você carrega e faça você se sentir mal. Você pensa a respeito do problema, mesmo que isso te traga desconforto, aliás, o ideal é isso mesmo, que você sinta o desconforto pois, quanto mais intensamente você sentir o seu problema, mais a EFT resultará. Pegue uma folha de papel e escreva frases curtas que sintetizem o seu problema para você usá-las durante a EFT.

Numa escala de 0 a 10, decida a intensidade que esse problema te afeta e escreva lá, junto com as frases, não perca muito tempo com isso, é só uma medida, algo para comparar o antes e depois.

Então você começa batendo no ponto do Karatê com uma frase que diz que mesmo que você tenha esse problema, você se ama e se aceita profunda e completamente. Você bate no ponto do karatê enquanto repete a frase 3 vezes.

Exs:

- **Para dores**: "Mesmo que eu sinta essa dor... (na cabeça, nas costas, nas pernas, etc), eu me amo e me aceito profunda e completamente."

- **Para medos**: "Ainda que eu sinta todo esse medo, pânico de... (voar, altura, aranha, etc), eu me amo e me aceito exatamente do jeito que eu sou."

- **Para culpas**: "Mesmo que eu me sinta muito mal por ter traído ... (atropelado, gritado, batido, etc) sicrano, eu me amo profunda e completamente e me aceito do jeito que sou."

As frases podem ser escritas de várias formas, você só precisa falar o seu problema e fazer uma afirmação de aceitação e amor próprio. A seguir você continua batendo nos pontos da EFT, falando as frases que você anotou na preparação ou apenas repetindo o problema, se quiser ser bem direto. Muitas vezes fiz EFT só repetindo a frase "essa dor de cabeça, essa dor de cabeça que não me larga, etc". O que é bem específico e localizado.

Importante: é essencial que as frases sejam negativas ou façam você sentir o problema, pois o objetivo é que você sinta a energia negativa relacionada ao problema para que a EFT consiga limpar essa energia do seu corpo e realmente curá-lo. É também possível fazer um EFT positivo, para reafirmar pensamentos e intenções, mas para curar um problema, precisa ser negativo.

A forma mais fácil de aprender EFT é fazendo, vá ao youtube e assista alguns vídeos sobre a técnica e rapidinho você domina essa técnica, que é muito simples. Como a meditação, não há dificuldade nenhuma em fazer EFT, eu sempre fiz por conta própria e tenho excelentes resultados.

Síndrome da Bola de Boliche

*"O caminho dos sonhos para o sucesso existe. Que você tenha a visão para encontrá-lo, a
coragem de chegar até ele e a perseverança para segui-lo"*
Kalpana Chawla

Essa síndrome ocorre quando o osso esfenoide (a pedra angular do seu crânio) não está em seu devido lugar. Quando o osso esfenoidal é movido, os outros ossos o seguem para compensar o equilíbrio do corpo e, ao fazer isso, geram uma tensão constante em todo o corpo. Essa tensão permanente pode causar inúmeros problemas, como enxaqueca, dores nas costas, alergias, síndrome da articulação temporomandibular (ATM), etc.

Esse desalinhamento pode ser causado por lesões, batidas na cabeça ou no pescoço - geralmente ocorridas durante a infância.

Apenas para esclarecer, o nome dessa síndrome é baseado no fato de que a cabeça pesa aproximadamente o mesmo que uma bola de boliche.

Em seu livro "Healing is voltage" (você deveria ler), o Dr. Tennant diz: "Quase todo mundo que sofre de doença crônica tem a síndrome da bola de boliche. Uma das coisas surpreendentes que acontece quando você a corrige é que isso equilibra o sistema simpático e o parassimpático, ... permitindo uma digestão normal, um sono reparador e a cura".

Existem várias maneiras manuais de resolver esse problema, mas o Dr. Tennant criou um instrumento chamado biomodulador que, ao aplicar uma estimulação elétrica em determinados pontos do pescoço, você consegue corrigir a posição anormal do crânio e das vértebras cervicais. Em apenas alguns minutos. A cura é imediata.

ONDAS CEREBRAIS

"Se você está deprimido, você está vivendo no passado. Se você está ansioso, você está vivendo no futuro. Se você está em paz, está vivendo no presente"
Lao Tzu

Vou fazer um resumo do que são as ondas cerebrais para que você entenda o assunto. O cérebro é um órgão eletroquímico, o que significa que se você conectar fios suficientes ao seu couro cabeludo, você pode até acender uma lâmpada. Essa comunicação elétrica acontece através dos neurônios, que são células cerebrais especializadas responsáveis pela transmissão de informações pelo corpo. Eles fazem isso química e eletricamente. E a atividade elétrica que emana desses neurônios se comunicando é medida na forma de ondas cerebrais. Até hoje foram medidas cinco ondas cerebrais: Gama, Beta, Alfa, Teta e Delta. E cada uma delas está associada a um tipo específico de tarefa e estado mental.

Delta: Em geral, as ondas Delta são geradas quando a pessoa está em um sono profundo e sem sonhos ou em um estado meditativo muito muito profundo.

Teta: As ondas Teta estão relacionadas ao sonho vívido, à intuição e à criatividade. Também aparecem quando a pessoa está em meditação profunda. É a onda que permite reprogramar o inconsciente de maneira direta. Teta é a onda que as crianças produzem predominantemente até os 7 anos de idade.

Alpha: As ondas alfas auxiliam a coordenação mental geral, a calma, a atenção, a integração mente/corpo e a aprendizagem.

Beta: As ondas Beta dominam nosso estado normal de consciência, estamos em Beta a maior parte do tempo em que estamos acordados. Está presente quando estamos atentos, envolvidos na resolução de problemas.

Gama: As ondas gama são as menos conhecidas até o momento, pois são difíceis de serem medidas pelos instrumentos normalmente usados com esse propósito. Estão relacionadas à profundos estados mentais de grande alegria, amor universal e conexão espiritual.

Você deve estar se perguntando "e o que tudo isso tem a ver comigo?". Vou te explicar... Assim como seu estado mental produz determinadas ondas cerebrais, você pode fazer o inverso, utilizar sons para produzir determinada onda cerebral e, assim, alterar o estado em que você se encontra. Vou explicar melhor. Você está inquieto, nervoso, não sabe como resolver um problema, etc. Ao invés de se estressar com o assunto você pode tranquilamente se sentar em algum lugar, plugar seus fones de ouvido e ouvir batidas binaurais e sons isocrônicos para induzir a produção de ondas alpha que, como você leu acima, é a onda da tranquilidade. E dá para fazer isso? Sim. Há muito material na internet, só pesquisar no youtube. inclusive alguns sons diretamente direcionados a alívio de dor.

Uso bastante os sons binaurais e isocrônicos com mensagens subliminares para modificar ou enfatizar determinado padrão de pensamento. Acho fantástico. Gosto bastante da Vortex Success, Brain Sync. Estão em inglês, mas você pode ter certeza que seu cérebro tem a capacidade de compreender. Vale muito a pena usar. Não passo um dia sem ouvir pelo menos uma vez.

O QUE EU FIZ NO INÍCIO!

"Um pássaro sentado em uma árvore nunca tem medo do galho quebrar, porque sua confiança não está no galho, mas nas próprias asas. Sempre acredite em si mesmo"
Autor desconhecido

Como eu falei anteriormente, a primeira coisa que fiz foi DECIDIR. Mas decidir mesmo, sem um "mas" depois. Decidi que por pior/mais difícil/desanimador que fosse eu ia perseverar. Eu tinha um objetivo - ter saúde perfeita- e ia alcançá-lo. Dei aquele salto de fé real, mesmo sem acreditar, decidi comigo mesma que acreditar não tinha nada a ver com o fato de eu alcançar ou não meu objetivo. A minha vida estava horrível, e a cada ano que passava eu estava pior, eu tinha que fazer alguma coisa. Vários livros e vídeos que li falavam que a minha vida toda era produto do que eu pensava e, mesmo eu não conseguindo entender ou encontrar os meus pensamentos de ter "dor de cabeça", eu decidi que ia, MESMO SEM ACREDITAR, ver se havia um sentido nesse lance de lei da atração. Cortei o assunto enxaqueca/dor de cabeça/doença da minha vida. Lógico que tudo foi um processo. Não foi mágica. A mudança foi gradual e, às vezes, em momentos de desânimo e dor, eu achava que eu nunca ia realmente ter a saúde perfeita. Mas eu consegui. Você também consegue. Nesses momentos eu empurrava todos esses pensamentos "antigos" para um lado e fazia qualquer coisa para me distrair, como ver um seriado que eu adorava. Essa é uma dica: crie suas fugas, coisas que gosta de fazer, livros e programas legais, etc.

Depois de decidir, cortei todos os remédios que tomava. Concomitantemente comecei a tomar ômega 3, iodo, vitamina B2, vitamina B6, magnésio e cúrcuma. Tomava chá de gengibre, limão e canela e chá de semente de mostarda com semente de erva doce todo dia. Outra mistura que fazia quando sentia dor era adicionar uma colher de chá rasa de maca com um uma pitada generosa de gengibre em pó em um pouco de água e beber.

Receitas dos chás:

Chá de gengibre:

Corte + ou - 5cm de raiz de gengibre e meio limão grande em rodelas. Ponha tudo numa xícara, acrescente meia colher de chá de canela. Despeje água fervente e abafe por, no mínimo 10 minutos. Coe, acrescente mel e tome.

Obs: Esse chá é incrível. Quando comecei a tomá-lo eu estava com uma rinite me incomodando há alguns meses, atrapalhando muito meu sono. Depois de um tempo que iniciei esse chá percebi, um dia, que a rinite havia ido embora. Nunca mais voltou, pois continuo tomando esse chá quase todos os dias.

Chá de semente de mostarda:

Despeje uma colher de sopa de semente de mostarda e a mesma quantidade de semente de erva doce em uma xícara. Ponha água fervente e deixe em infusão por 10 minutos. Depois polvilhe um pouco de canela.

Minhas alternativas naturais para controlar ou acabar com a dor nessa época eram esses chás, às vezes tomar uma colher de café de bicarbonato com água ou suco cítrico ajudava. Quando a dor começava a incomodar muito eu tomava um banho super demorado, estar debaixo d'água diminui a dor. Tomava cúrcuma com magnésio. E descobri que pegar um pano fino, pôr 2 pedras de gelo e depois amarrá-lo na testa (igual ninja) com os gelos tocando através do pano a região entre os olhos também faz maravilhas quando se está com dor. No início dói, mas depois passa e leva a náusea embora. Diminuindo a dor. Sempre. Outra alternativa natural que usava era o EFT, umas das técnicas que explico no capítulo de técnicas e alternativas naturais para controlar a dor.

Também me impus a regra de fazer exercício todo dia, 20 minutos no mínimo, geralmente bicicleta ergométrica, pois é o tipo de atividade física que você pode fazer faça chuva ou faça sol, você pode se esforçar e fazer um treino pesado ou fazer um treino de minhoca e, além disso, se você for do tipo que precisa de um estímulo extra para fazer exercício, você sempre pode pôr seu programa preferido na televisão ou ler um livro interessante. 20 minutos passam super rápido.

E estudava, estudava. Livros e vídeos apareciam para mim. Claramente eu estava sendo guiada para alcançar o que eu desejava, ter a saúde perfeita. E o que aconteceu foi que as mudanças que aconteciam em meus paradigmas afetavam o meu modo de agir e o meu novo modo de agir reforçava meus novos pensamentos e eu comecei a ter uma vida melhor, em todos os aspectos.

Hoje em dia continuo com parte desses suplementos e acrescentei outros. Procuro seguir a dieta cetogênica mas não sou aquele tipo de pessoa paranoica, do tipo tudo ou nada. Se estiver com vontade de comer algo, eu vou comer. Não me privo, sou apenas seletiva. Procuro comer sempre que possível alimentos orgânicos e raramente como glúten ou fritura. Muitas pessoas falam que consumir alimentos orgânicos é impossível, devido aos preços exorbitantes. Eu vou te falar uma coisa, você não tem noção de quanto eu gastava em medicamentos todo mês. Sem contar que, entre comer um produto orgânico ou ir me intoxicar numa lanchonete qualquer na rua? Não há nem comparação para mim. E a escolha também é sua. Como tudo na vida, é uma questão de prioridades e, em minha opinião, não existe nada mais importante que ter saúde. Só quem já não teve é que realmente compreende o sentido dessa frase e eu me sinto altamente capacitada para te dizer isso. Se você não tem saúde, você entende o que estou falando e, se você tem, não deixe ela ir embora para entender, se cuide agora. E hoje, depois de todas essas mudanças que incorporei, minha saúde é excelente, sou uma pessoa super ativa e cheia de disposição, e sou extremamente grata por tudo que eu alcancei. Quando olho para mim e vejo quem eu sou agora, e quem eu era, parece até um milagre!

Continuo estudando, sempre buscando conhecimentos que me fazem evoluir em todos os sentidos. A cada dia que passa é mais fácil para mim manipular o campo de potencialidades. Como último conselho o que eu posso te dizer é que SÓ DEPENDE DE VOCÊ!

Só para lembrar:

No final desse filme a gente morre. Por isso viva, dance, cante, grite, sorria, espalhe o amor, seja livre, curta cada momento da sua vida!

Autor desconhecido